Dr. Barbara Rias-Bucher

GLÜCKS-DIÄT

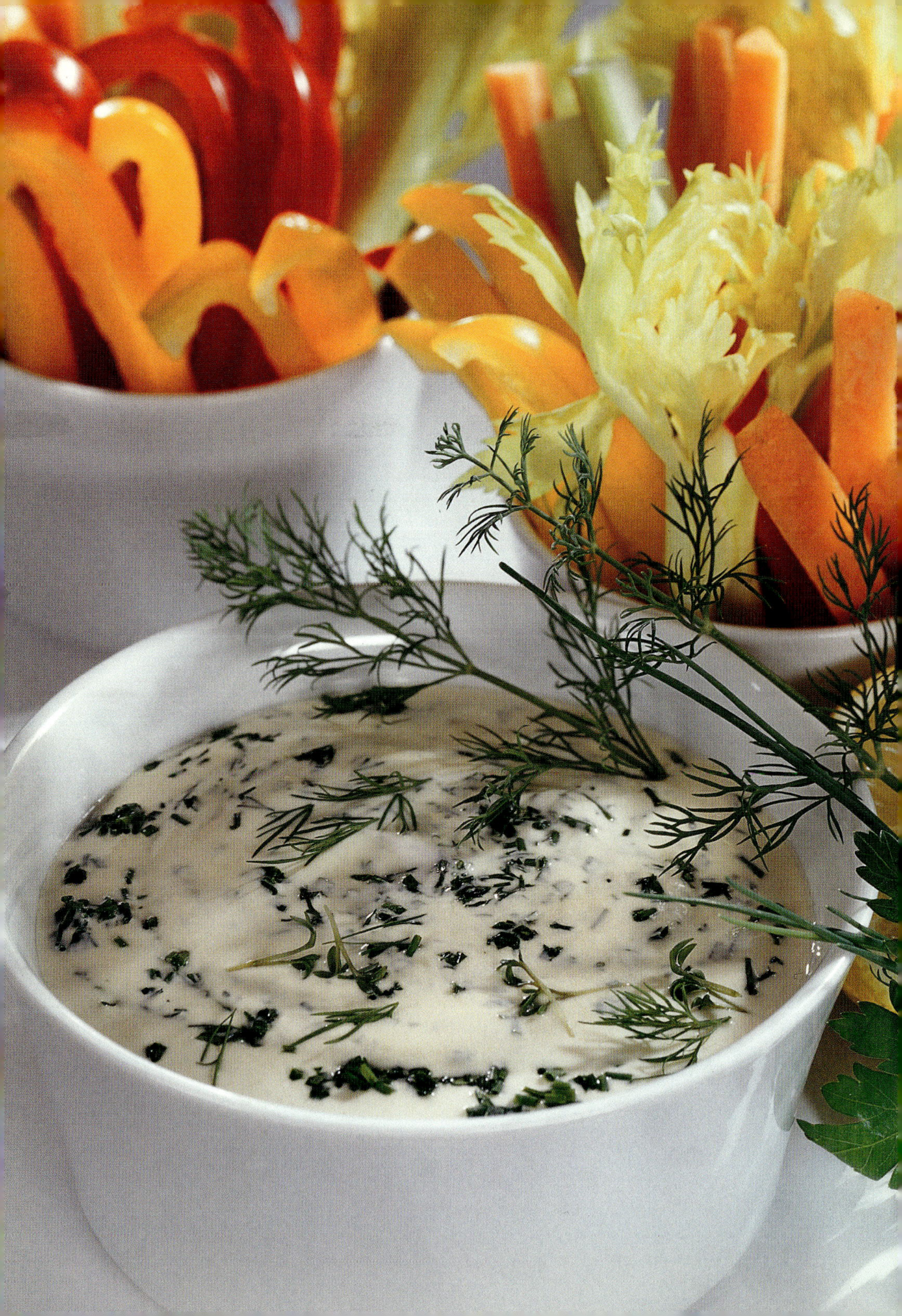

Dr. Barbara Rias-Bucher

GLÜCKS-DIÄT

ÜBER 50 REZEPTE ZUM ABNEHMEN

Fotos von Karl Newedel

Weltbild

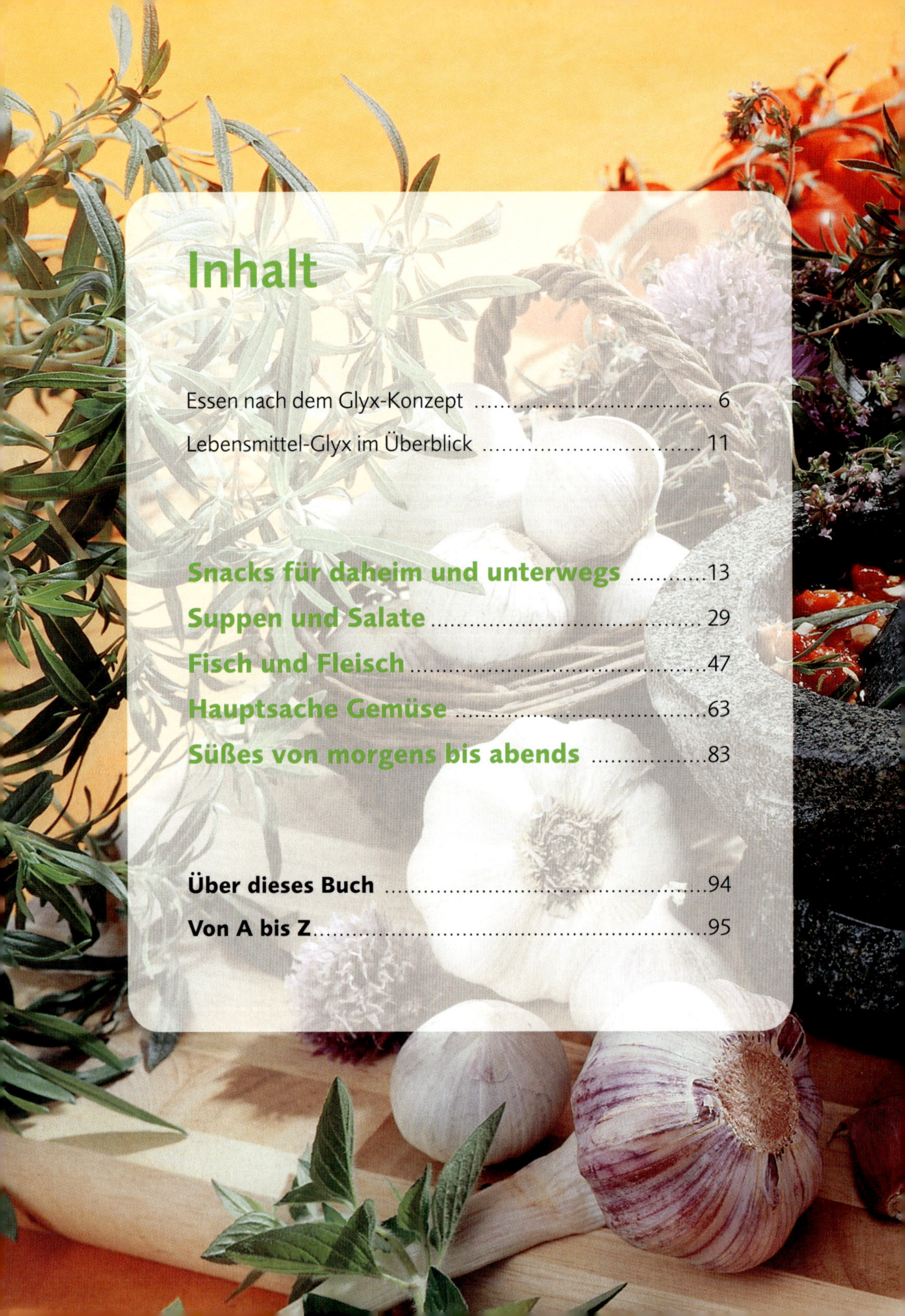

Inhalt

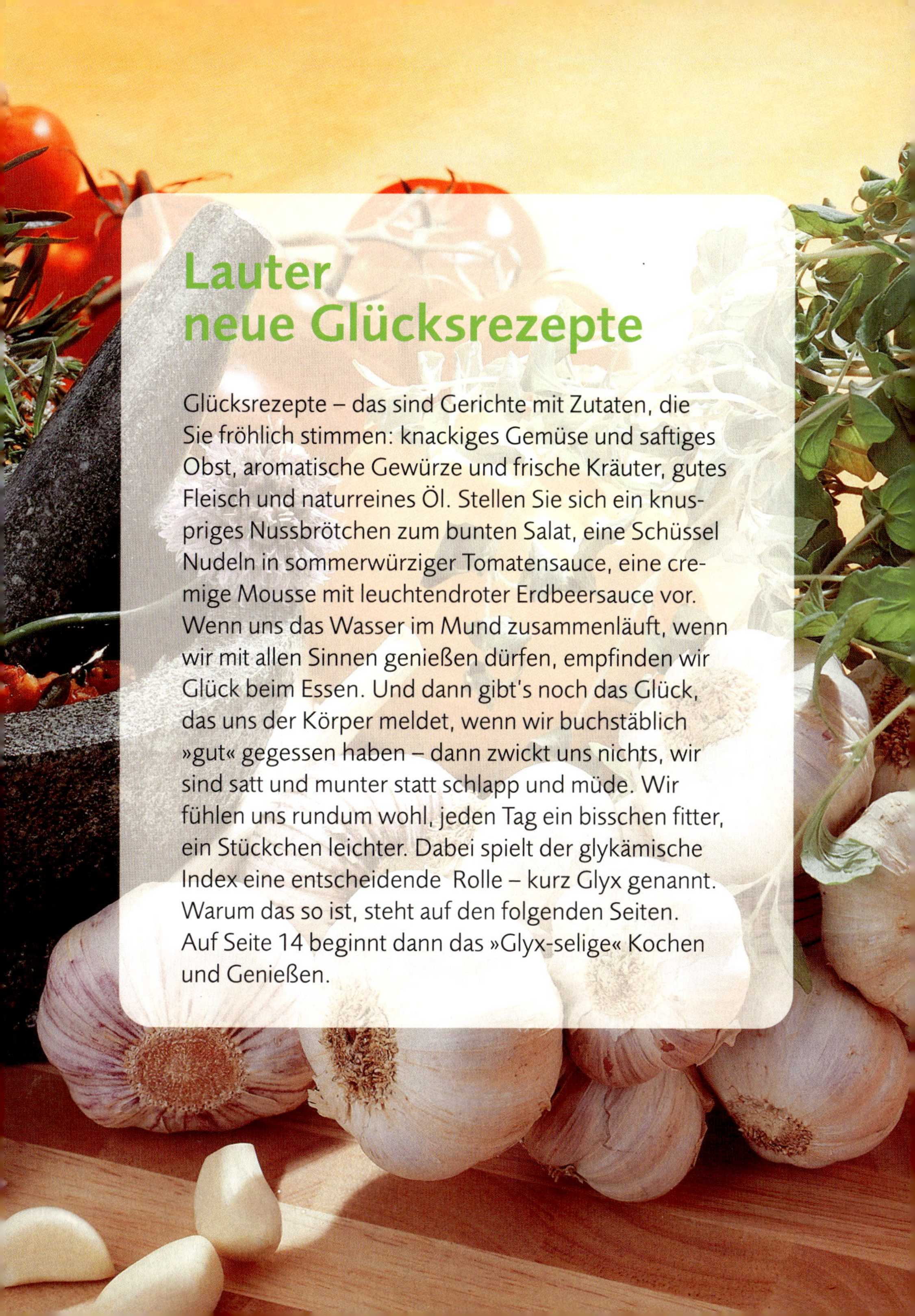

Lauter neue Glücksrezepte

Glücksrezepte – das sind Gerichte mit Zutaten, die Sie fröhlich stimmen: knackiges Gemüse und saftiges Obst, aromatische Gewürze und frische Kräuter, gutes Fleisch und naturreines Öl. Stellen Sie sich ein knuspriges Nussbrötchen zum bunten Salat, eine Schüssel Nudeln in sommerwürziger Tomatensauce, eine cremige Mousse mit leuchtendroter Erdbeersauce vor. Wenn uns das Wasser im Mund zusammenläuft, wenn wir mit allen Sinnen genießen dürfen, empfinden wir Glück beim Essen. Und dann gibt's noch das Glück, das uns der Körper meldet, wenn wir buchstäblich »gut« gegessen haben – dann zwickt uns nichts, wir sind satt und munter statt schlapp und müde. Wir fühlen uns rundum wohl, jeden Tag ein bisschen fitter, ein Stückchen leichter. Dabei spielt der glykämische Index eine entscheidende Rolle – kurz Glyx genannt. Warum das so ist, steht auf den folgenden Seiten. Auf Seite 14 beginnt dann das »Glyx-selige« Kochen und Genießen.

Essen nach dem Glyx-Konzept

Frust und Diät-Stress gibt es bei den Glyx-Gerichten nicht. Alle liefern Ihnen hochwertiges Eiweiß und gerade so viel Fett, wie der Mensch braucht. Vor allem bekommen Sie die richtigen Kohlenhydrate mit einem Glyx unter 70.

Der glykämische Index

Der glykämische Index gibt die Wirkung der Kohlenhydrate eines Lebensmittels auf den Blutzuckerspiegel an. Den höchsten Glyx von 100 hat Traubenzucker (Glukose), die niedrigsten Werte von 0 bis 20 ergeben sich bei frischem, rohem Gemüse, Sojaprodukten, Erdnüssen und Fruchtzucker (Fruktose).
Ursprünglich wurde der Glyx für Diabetiker berechnet, denn bei ihnen wird der Blutzucker nicht richtig abgebaut. So besteht bei Diabetes Typ 2 eine Insulinresistenz, was bedeutet, dass der Körper das vorhandene Insulin nicht nutzt. Das Insulin – ein Hormon – ist dafür zuständig, dass der Zucker aus dem Blut in die Zellen gelangen kann. Bei Diabetes Typ 1 wird vom Körper kein Insulin produziert, es muss zugeführt werden, meist wird es gespritzt.
In beiden Fällen staut sich der Zucker im Blut, die Zellen können nicht mit dem lebenswichtigen Brennstoff versorgt werden. Deshalb ist es bei Diabetes so wichtig, Lebensmittel zu wählen, die den Organismus nicht mit Zucker überschwemmen.

Glyx für die schlanke Linie

Nicht nur für Diabetiker, auch für gesunde Menschen gilt: Zu viel Zucker ist ungesund und macht dick. Deshalb forschte man nach dem Zusammenhang zwischen glykämischem Index und Übergewicht.
Die Überlegung war folgende: Lebensmittel mit einem Glyx zwischen 80 und 100 lassen den Blutzuckerspiegel rasant ansteigen und ebenso schnell wieder absinken. Im besten Fall werden wir nur rasch wieder hungrig und greifen zum nächsten Snack. Im schlimmeren Fall überfällt uns Heißhunger, und wir stopfen uns voll mit allem, was gerade zur Verfügung steht. In erster Linie greifen wir natürlich zu zuckerhaltigem und fettreichem Essen, denn das gibt uns ja den raschen Energieschub. Kuchen und Müslischnitte, Schinkencroissant und Pizzabrötchen aber sind fette Snacks mit einem Glyx weit über 70, die den Blutzucker erneut nach oben jagen.
Das Ganze geht wieder von vorne los. Klar, dass man sich langsam an diesen Wechsel von Hunger und raschem Energieschub gewöhnt. Klar aber auch, dass ständiges Futtern der Linie schadet.

Die Sache mit dem Insulin

Das Insulin spielt eine Schlüsselrolle beim Verbrennen von Blutzucker: Sobald wir essen, also Traubenzucker (Glukose) ins Blut kommt, wird von der Bauchspeicheldrüse Insulin ausgeschüttet. Es befördert den »Brennstoff« Zucker in die Zellen, wo er für jede Muskelbewegung, für den Stoffwechsel, für geistige und körperliche Arbeit, kurz: für alle unsere Lebensvorgänge gebraucht wird. Je mehr Zucker im Blut ist, umso mehr Insulin wird produziert.
Was der Körper an Glukose nicht sofort verbrennt, verwandelt er in Glykogen. Wieder tritt Insulin in Aktion und schafft dieses Glykogen als Energievorrat in die beiden Depots Leber und Muskeln. Dort steht es auf Abruf zur Verfügung, wird bei Bedarf wieder in Traubenzucker verwandelt und in die Zellen gebracht.
Als Dickmacher-Hormon gilt Insulin, weil es nicht nur Zucker, sondern auch die Nährstoffe Eiweiß und Fett ins jeweilige Depot transportiert – letzteres selbstverständlich in die dafür bestimmten Fettzellen.

Auf den Glyx achten

Nach einer Studie nimmt die Masse an Körperfett ab, wenn man bei der Ernährung konsequent auf einen niedrigen Glyx achtet. Lebensmittel mit niedrigem Glyx lassen den Blutzucker in einer flachen Kurve sanft ansteigen und ganz allmählich wieder absinken. Wir essen gewöhnlich weniger davon, denn sie machen dem Körper mehr Arbeit bei der Verdauung. Kohlenhydratreiches Vollkornbrot und Nudeln, Naturreis und Hülsenfrüchte, Getreide und Obst, kräftiges Gemüse wie Kohl, grüne Bohnen, Erbsen, Möhren, Sellerie, Zwiebeln und Kohlrabi liefern reichlich Stärke. Bei der Verdauung werden die langen Molekülketten der Stärke-Kohlenhydrate in kurze Zuckermoleküle zerlegt. Damit kann der Organismus dann Energie bereitstellen.
Je länger die Kohlenhydratketten sind, umso länger dauert es, bis sie zerlegt und verarbeitet sind, und umso länger bleiben wir satt. Dies

Keine Angst vor Möhren: Ihr angeblich hoher Glyx wurde durch neue Untersuchungen auf unter 50 korrigiert.

Achtung, Falle!

Manche Lebensmittel mit niedrigem Glyx dürfen wir nur in kleinen Portionen, manche sogar nur teelöffelweise essen. Denn sie liefern kaum Nährstoffe, enthalten zu viel Fett oder versorgen uns nicht ausreichend mit Energie. Beispiele dafür sind Süßmittel wie Fruktose, Bitterschokolade sowie fettreiche Milchprodukte.
Daneben gibt es höchst wertvolle Lebensmittel, die wir trotz ihres hohen Glyx regelmäßig essen sollten, weil sie bei wenigen Kalorien ein Optimum an Nährstoffen, gesundem Ballast, Vitaminen und Mineralstoffen bieten. Dazu gehören Kartoffeln, Weizenvollkornbrot und Hirse.

ist bei Vollkornprodukten und den meisten naturbelassenen Lebensmitteln der Fall, also bei Lebensmitteln mit einem niedrigen Glyx. Diese helfen daher, die Zeitspanne zwischen den Mahlzeiten zu verlängern.

Überlegen Sie in Ruhe, was Sie gerne essen, und gehen Sie mit Lust einkaufen – vielleicht samstags auf den Wochenmarkt. Dort finden Sie all das Frische und Delikate, das man im Supermarkt nicht bekommt.

Genießen und abnehmen

Es ist gut möglich, dass Sie nun erst einmal umlernen müssen. Statt auf die Schnelle zu snacken, sollten Sie buchstäblich mit dem Essen anfangen.
Lenken Sie sich nicht ab mit Jogurt und Apfel, wenn der Magen knurrt. Versuchen Sie gar nicht erst, sich mit Gemüsesuppe, Light-Menüs oder Weizenkleie die Topfigur anzuhungern – das funktioniert nicht!
Doch verschwenden Sie Ihren Appetit auch nicht an fettiges Fast-Food oder Süßigkeiten. Muten Sie Ihrem Körper nicht zu, die Schlacken wegzuräumen, die konstant falsche Ernährung anhäuft. Wir wissen heute viel über gesundes Essen, wir können hervorragende Lebensmittel bekommen. Nur die sollten Sie wählen. Dann können Sie ruhigen Gewissens genießen.
Es ist auch gut möglich, dass Sie nun etwas mehr Zeit, vielleicht sogar mehr Geld brauchen. Aber das lohnt sich allemal: Zeit müssen Sie sich ja nur für eine der angenehmsten Tätigkeiten der Welt nehmen – fürs Essen nämlich. Und für Ihr Geld bekommen Sie das Wichtigste überhaupt: Gesundheit, Fitness und das wunderbare Gefühl, im Einklang mit dem eigenen Körper zu leben.

Ein bisschen Fett zum Glyx-Genuss

Fett ist nicht gleich Fett: Die Fettsäuren in pflanzlichen Lebensmitteln brauchen wir unbedingt – viele davon gehören zu den essenziellen Fettsäuren, die wir nicht selbst bilden können. Wir müssen sie also »essen«. Doch keine Sorge: Die Minimengen Fett in Getreide und Kartoffeln, das bisschen Fett in Gemüse, Salat und Obst machen nicht dick, denn sie reichen nicht einmal für die normale Energieversorgung.
Sogar bei pflanzlichem Öl dürfen Sie sich bedienen: Oliven- und Rapsöl mit einfach ungesättigten Fettsäuren brauchen wir täglich, weil sie reichlich Ölsäure enthalten. Diese Substanz senkt den Cholesterinspiegel, entlastet den Fettstoffwechsel, hält Herz und Gefäße gesund. Und den Glyx beeinflusst Fett ebenfalls: Das Essen bleibt dank Fett länger im Magen, der Blutzuckerspiegel steigt langsamer an.
Auf die gesättigten Fettsäuren in tierischen Lebensmitteln dagegen können wir verzichten: Unser Körper produziert sie selbst. Das soll Ihnen die Butter auf dem Brötchen nicht verleiden, Sie müssen nur wissen, dass Sie darauf verzichten können, ohne Ihrer Gesundheit zu schaden. Probieren Sie einfach mal, ob Sie eine Zeit lang ohne Wurst und Schinken auskommen: Im Snack-Kapitel finden Sie genügend Anregungen für den gesunden Happen zwischendurch.

Guten Ballast aufnehmen

Ein Schälchen Gerstenmüsli, eine Apfelraute oder ein Lunch-Häppchen (➛ Rezepte Seite 85, 92 und 27) verwerten Sie langsamer als Marmeladenbrötchen oder Cheeseburger. Alle unsere Glücksgerichte enthalten Ballaststoffe, die den Blutzucker sachte anheben und lange halten. Das macht satt: Schließlich muss der Körper Stärke-Kohlenhydrate und Ballaststoffe trennen, bevor er Traubenzucker produzieren kann. Viele Glyx-günstige Lebensmittel sind auch genau richtig für die Versorgung mit Ballaststoffen: Vollkorn und Hülsenfrüchte natürlich, aber auch Äpfel, Endivien oder Kohlgemüse.

Ballaststoffe nützen uns zweifach: Erstens pflegen sie unseren Darm. Wir können sie nicht verdauen, weil unser Organismus dafür keine Enzyme bereitstellt. Deshalb verwerten wir ballaststoffreiche Lebensmittel nur zum Teil. Sie liefern nicht uns den »Brennstoff«, sondern den nützlichen Bakterien in unserem Dickdarm. Diese ernähren sich von Ballaststoffen, gewinnen damit Energie und vermehren sich. So halten sie durch ihre Fülle die schädlichen Mikroorganismen in Schach, die durch Stoffwechsel, Umweltbelastungen oder falsche Ernährung entstehen.

Zweitens stärken Ballaststoffe über den Darm unser Immunsystem. Denn die Verdauungsarbeit der Bakterienflora hat noch mehr günstige Wirkungen auf unsere Gesundheit. So entstehen dabei bestimmte Fettsäuren, die von der Darmwand aufgenommen werden und den Darm zu verstärkter Motorik anregen. Nach neuesten Forschungen spielen diese Fettsäuren eine wichtige Rolle bei der Krebsprävention. Sie verzögern die Vermehrung von Tumorzellen im Dickdarm, hindern sie an der »Wanderung« in andere Organe und wirken so gegen Metastasenbildung. Und sie unterstützen den »programmierten Zelltod«, mit dem unser Organismus schädliche Zellen aus dem Verkehr zieht.

Nüsse und Kerne liefern wichtige Fettsäuren und wertvolles Protein. Trotzdem müssen Sie Maß halten: Eine Hand voll Knabbernüsse (➛ Rezept Seite 26) hat etwa so viel Fett wie ein Teller Gulaschsuppe oder ein Stückchen Streuselkuchen. Deshalb essen Sie lieber nur kleine Mengen als Ergänzung zu Salat oder Gemüse.

Eiweiß gehört dazu

Eine Mahlzeit mit Eiweiß (Protein) macht rasch satt. Die Verdauung von Eiweiß kostet mehr Energie als die von Kohlenhydraten – etwa 25 Prozent der zugeführten Eiweißkalorien braucht der Körper allein für die Verwertung des Proteins. Bei Kohlenhydraten sind es bis zu 15 Prozent, bei Fett unter drei Prozent. Deshalb macht zu viel Fett auch fett – es verbrennt nicht so gründlich wie die anderen Nährstoffe.

Wird Protein mit Kohlenhydraten kombiniert, sorgt dies überdies für einen niedrigen Glyx. In der Praxis heißt das: Müsli mit Jogurt ist für den Blutzuckerspiegel besser als Müslischnitte, eine Scheibe Vollkornbrot mit Käse besser als Vollkörniges pur. Heißt das nun, dass wir doch wieder mehr Fleisch essen sollen? Nein, denn es gibt genügend andere

Proteinquellen: Brot zum Beispiel rangiert gleich nach dem tierischen Eiweißlieferanten Fleisch. Mit Instant-Haferflocken kriegen Sie so viel Protein wie mit derselben Menge Frankfurter Würstchen, mit Vollkornnudeln knapp so viel wie mit einer Hühnerkeule, und mit Reis etwa halb so viel wie mit einer Kalbsbratwurst.

Vorteile bei Pflanzeneiweiß-Paketen: Ihr natürlicher Salzgehalt ist gerade richtig für unseren Organismus. Außerdem liefern sie noch eine Menge Bioaktiv-Stoffe für Immunsystem und allgemeines Wohlbefinden, enthalten aber kaum Fett, das die Linie gefährden könnte.

Kombiniert mit Milchprodukten, liefern pflanzliche Lebensmittel selbst dann noch genügend leicht verdauliches Eiweiß, wenn Sie ganz auf Fleisch und Eier verzichten wollen. Genauso wertvolles Protein bekommen Sie mit Hülsenfrüchten: Rühren Sie unter die Linsensuppe einen Löffel Sahne, Schmand oder Crème fraîche. Auch Tofu ist ein regelrechtes Eiweißpaket.

Trinken muss sein

Drei Liter Flüssigkeit über den ganzen Tag verteilt sind optimal, zwei reichen auch, wenn Sie viel Gemüse, Obst, Suppe und Jogurt essen. Am besten wählen Sie 1,5 Liter Mineralwasser, dazu Gemüsesaft – ebenfalls verdünnt mit Mineralwasser – und Früchte- und Kräutertee ohne Zucker. Den Tee können Sie ganz nach Wunsch trinken: schön heiß, wenn Sie frösteln, oder kühl, wenn Sie leicht schwitzen. Am besten verträglich ist Tee übrigens lauwarm. Eistee erfreut nur Menschen mit robustem Magen.

Kaffee sowie schwarzer und grüner Tee sind keine Durstlöscher, sondern Muntermacher für Zwischendurch. Ein Viertelliter Sojamilch, fettarme Milch oder Buttermilch tun auch gut, weil sie Kalzium, Vitamine und Mineralstoffe liefern.
Vollmilch dagegen taugt nicht als Lieferant für genügend Flüssigkeit: Sie enthält so viele Nährstoffe, dass schon ein halber Liter eine Zwischenmahlzeit ersetzen kann.
Auf Fruchtnektar, Sportlergetränke, Bier, Cola und Limonade sollten Sie verzichten, denn diese Getränke sind Glyx-Schwergewichte.

Bewegung ist wichtig

Jeden Tag sollten Sie einmal richtig ins Schwitzen geraten: Bewegung gibt den Muskeln zu arbeiten, kurbelt den Stoffwechsel an, verbrennt Fett. Suchen Sie sich ein Programm aus, das Sie täglich einplanen können: Schwimmen, Joggen oder Nordic Walking mit Gleichgesinnten machen vielen Menschen Spaß. Genauso gut ist zügiges Spazierengehen – dazu brauchen Sie auch keine Ausrüstung. Untrainierte können sich mit diesem »Powerwalking« auch nicht überanstrengen. Selbstverständlich zählen auch morgendliche Gymnastik, feierabendliche Übungen im Fitness-Studio oder intensive Gartenarbeit. Und denken Sie an die vielen Möglichkeiten, sich ganz nebenbei Bewegung zu verschaffen, indem Sie Treppen steigen, statt die Rolltreppe zu nehmen, eine Bus-Station früher aussteigen oder mit dem Fahrrad statt mit dem Auto zum Einkaufen fahren.

Lebensmittel-Glyx im Überblick

Glyx unter 30 – *davon dürfen Sie essen, so viel Sie wollen*

- ✔ Frisches Gemüse als Rohkost oder zum Knabbern
- ✔ Rohe Äpfel, Birnen, Kirschen, Pfirsiche, Aprikosen, Beeren, Zwetschgen
- ✔ Fettarmer Jogurt und Quark ohne Zucker, eventuell mit Früchten

Glyx von 30 bis 54 – *darauf sollte Ihre tägliche Ernährung basieren*

- ✔ Ballaststoff-Müsli ohne Zucker, Vollkornhaferflocken, Vollkornbrot, Pumpernickel zum Frühstück und als Snack
- ✔ Vollkornnudeln, italienische Pasta, Bulgur, Naturreis, Hülsenfrüchte, Glasnudeln, Quinoa, Vollkorngrieß, Gerste, Dinkel- und Weizenkörner zur Hauptmahlzeit
- ✔ Tofu für vegetarische Gerichte
- ✔ Bananen, Weintrauben, Kiwis und Nüsse als Zwischenmahlzeit
- ✔ Ungesüßte Sojadrinks als Durstlöscher
- ✔ Kaltgepresstes Öl aus Oliven, Raps und Erdnüssen zum Kochen, Dünsten und sanften Braten
- ✔ Kaltgepresstes Öl aus Sonnenblumen, Maiskeimen, Weizenkeimen, Soja für Salate und Rohkost

Glyx von 55 bis 70 – *damit können Sie bis zu siebenmal pro Woche ergänzen*

- ✔ Instant-Haferflocken, Weizenvollkornbrot, Pita-Brot, Chapati, Taco-Shells, Vollkornknäckebrot, Couscous, weißer Grieß, weißer Reis, Pellkartoffeln, Zuckermais, Kürbis, Rote Bete, Ananas, Melone, Mango, Papaya
- ✔ Eier, Geflügel, Rindfleisch, Fisch, Meeresfrüchte

Glyx über 70 – *das sollten Sie höchstens zweimal pro Woche in Miniportionen essen*

- ✔ Knäckebrot, Brezel, Bagel, Pizzabrot, Brötchen, Baguette, Croissant, Cornflakes, Popcorn, Puffreis, Kartoffelpüree, Pommes frites, Bratkartoffeln, Tortillas, Hirse, Milchreis, Dicke Bohnen, Süßkartoffeln, Fertiggerichte

❊ Auf dem täglichen Speiseplan sollten auch Jogurt, Dickmilch, Buttermilch, Kefir und Käse stehen. Diese Lebensmittel enthalten keine pflanzlichen Kohlenhydrate, bei ihnen ist vielmehr der Fettgehalt entscheidend.

❊ Honig und Haushaltszucker haben einen mittleren Glyx, Agavensirup und Fruktose einen niedrigen. Kuchen, Gebäck und Schokolade haben in der Regel einen mittleren oder einen hohen Glyx. Daher sollte all dies nur in Maßen genossen werden.

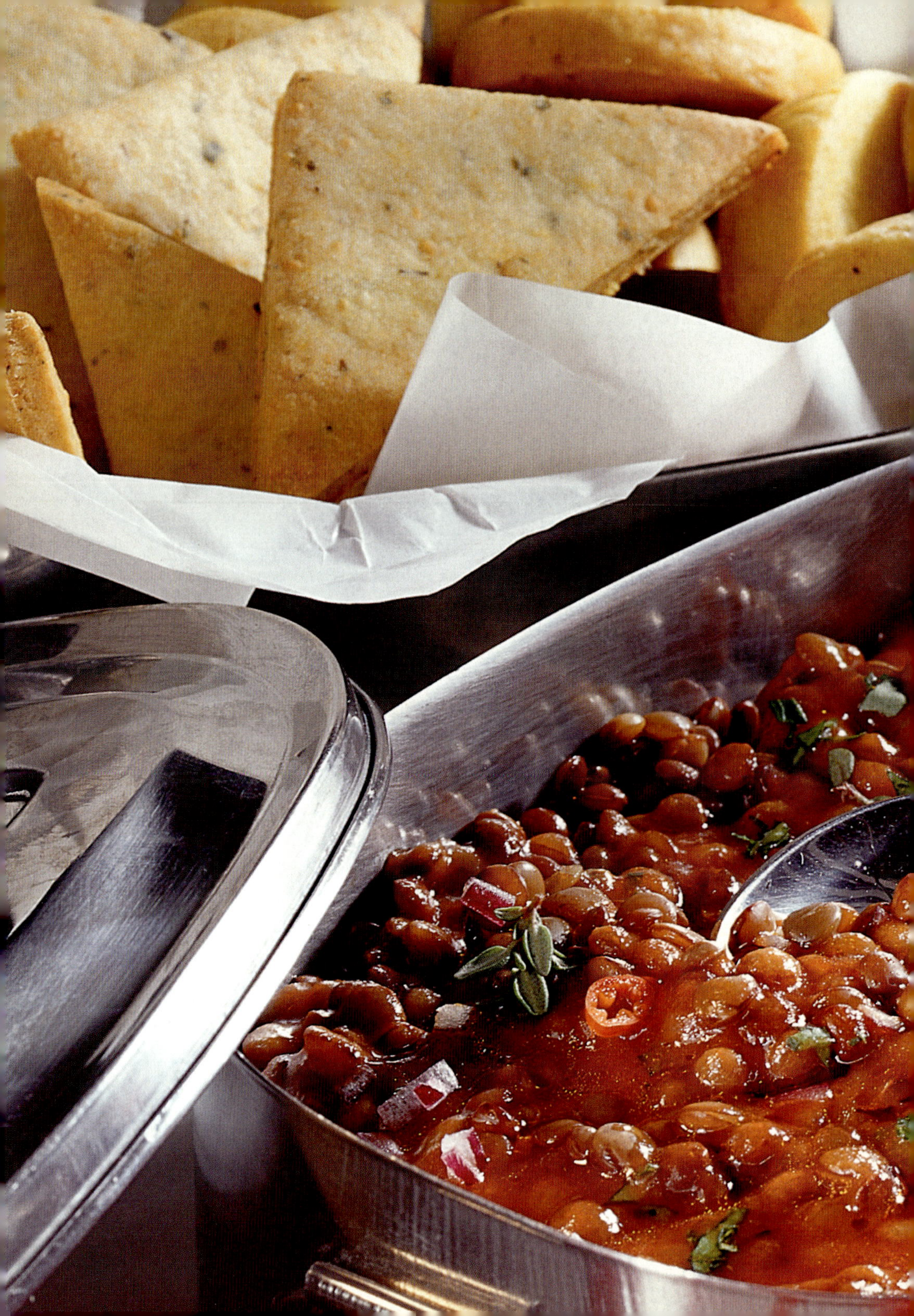

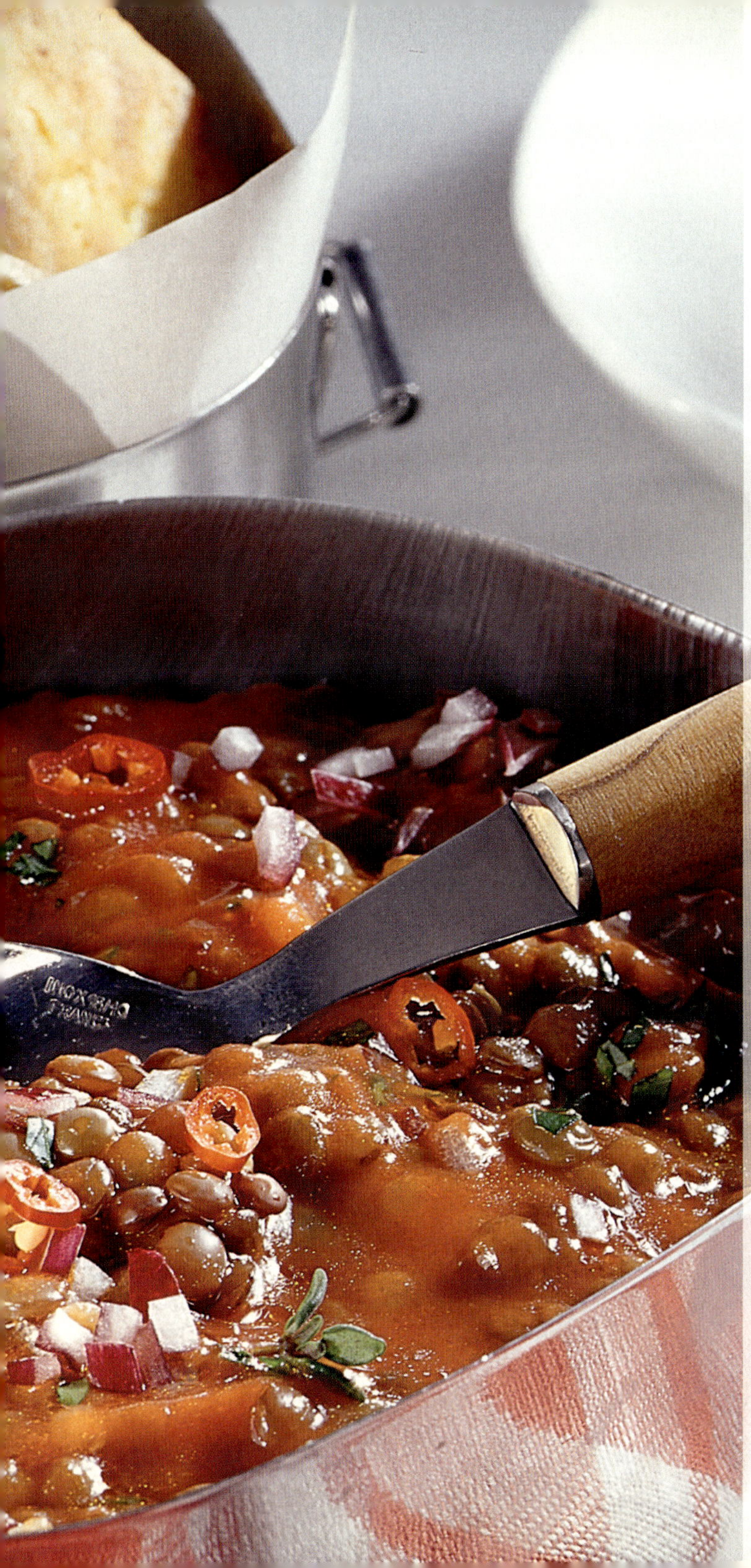

Snacks für daheim und unterwegs

Scharfes Linsentöpfchen fürs Büro

Für 4 Portionen
Pro Portion 322 Kalorien · 20 g Eiweiß

Zubereitungszeit 40 Minuten
Foto ➛ Seite 12/13

1 mittelscharfe rote Chilischote • 3 EL Tomatenpüree (aus der Dose oder von frischen Tomaten) • 1 Knoblauchzehe • 2 EL Olivenöl 300 g Linsen • 3/4 l Gemüsebrühe • 2–3 EL Zitronensaft • Salz 1/2 Pck. italienische Kräuter (TK)

1 Die Chilischote von den Trennwänden und Kernen befreien, kalt abspülen und ganz fein zerkleinern. Mit dem Tomatenpüree vermischen. Den Knoblauch schälen und durch die Presse dazu drücken.

2 Das Olivenöl in einem Topf erhitzen. Das Tomatenpüree darin bei starker Hitze unter Rühren einige Sekunden anrösten.

3 Die Linsen zugeben und unter weiterem Rühren kurz mitbraten. Die Brühe zugießen, einmal aufkochen und die Linsen in 20 bis 30 Minuten gerade eben weich kochen. In eine Schüssel geben und auf Zimmertemperatur abkühlen lassen.

4 Die Linsen mit Zitronensaft und Salz würzen. Kurz vor dem Servieren die Kräuter untermischen.

Unsere Tipps

✓ Das Linsentöpfchen kann man zugedeckt im Kühlschrank zwei Tage aufbewahren. Die Kräuter erst zum Servieren untermischen.

✓ Kleiner und feiner als die üblichen grün-braunen Tellerlinsen sind »Puy-Linsen« und »Champagnerlinsen« aus Frankreich, Berglinsen und ungeschälte rote Linsen. Man bekommt diese Sorten in Mittelmeer-, Natur- und Feinkostläden.

✓ Am besten passen dazu Curry-Orangen-Kekse oder Käseecken (➛ nebenstehende Rezepte). Ebenfalls lecker sind Vollkornbrötchen mit leichter Jogurt-Butter (➛ Tipp Seite 91).

Käse-Eckchen

Für 50 Stück
Pro Stück 30 Kalorien · 2 g Eiweiß

Zubereitungszeit 30 Minuten
Kühlzeit 30 Minuten

200 g Mehl • 70 g Pflanzenmargarine • 1 Ei
70 g geriebener Parmesan • Salz • 1 TL getrockneter Oregano

1 Das Mehl mit Fett, Ei, Käse, Salz und Oregano zu einem glatten Teig zusammenkneten. In Butterbrotpapier gewickelt 30 Minuten kühlen.

2 Den Ofen auf 200 °C (Umluft 180 °C, Gas Stufe 3) vorheizen. Teig dünn ausrollen, Dreiecke schneiden. Auf mit Backpapier belegten Blechen 10 Minuten backen.

Orangen-Curry-Kekse

Für 30 Stück
Pro Stück 54 Kalorien · 1 g Eiweiß

Zubereitungszeit 35 Minuten
Kühlzeit 2 Stunden

250 g Mehl • 100 g Butter • 1 TL Currypulver • Salz
1 EL abgeriebene unbehandelte Orangenschale • 5 EL Buttermilch

1 Das Mehl mit Butter, Curry, Salz, Orangenschale und Buttermilch zu einem glatten Teig verkneten. Zu einer Rolle formen und 2 Stunden kühlen.

2 Den Ofen auf 200 °C (Umluft 180 °C, Gas Stufe 3) vorheizen. Teigrolle in Scheiben schneiden, auf Blechen mit Backpapier etwa 15 Minuten backen.

Nudelomelett mit Schinken und Parmesan

Für 4 Portionen
Pro Portion 293 Kalorien · 14 g Eiweiß

Zubereitungszeit 30 Minuten

1 kleine Zucchini • 1 Zwiebel • 1 Scheibe magerer gekochter Schinken • 150 g dünne Nudeln (Capellini oder Fadennudeln) • Salz 2 EL geriebener Parmesan • 1 EL gehacktes Basilikum 2 EL Olivenöl • 3 Eier • Pfeffer aus der Mühle

1 Die Zucchini waschen, abtrocknen, putzen und klein würfeln. Die Zwiebel schälen und fein hacken, den Schinken in Streifen schneiden.

2 Die Nudeln nach Packungsaufschrift in Salzwasser kochen, dabei die Kochzeit um 1 Minute reduzieren. Abgießen, abtropfen lassen und in einer großen Schüssel mit dem Käse bestreuen. Zucchini, Zwiebel, Schinken, Basilikum und 1 Esslöffel Öl untermischen und etwas abkühlen lassen.

3 Die Eier mit Salz und Pfeffer verquirlen und mit der Nudelmischung verrühren. In einer großen beschichteten Pfanne 1 Esslöffel Öl erhitzen. Die Omelettmasse darin verteilen und bei mittlerer Hitze etwa 3 Minuten braten, bis sich das Omelett leicht ablösen lässt.

4 Mit dem Pfannenwender auf einen großen Teller schieben, einen zweiten Teller darüberlegen, das Ganze wenden und mit dem restlichen Öl wieder in die Pfanne geben. Nochmals knapp 3 Minuten braten, bis das Omelett auch an der Unterseite leicht gebräunt ist. Das fertige Omelett wie eine Torte aufschneiden und warm oder abgekühlt servieren.

Unser Tipp

Dazu schmeckt ein bunter Salat: Je 2 Fleischtomaten und Minigurken waschen und klein würfeln. 1/2 Romanasalat waschen, trockenschleudern und die Salatblätter in feine Streifen schneiden. Alles mit abgezupften Basilikumblättchen, 2 Esslöffeln Zitronensaft, 1 guten Prise Zucker, Salz, grobem Pfeffer und 2 Esslöffeln nativem Olivenöl extra mischen.

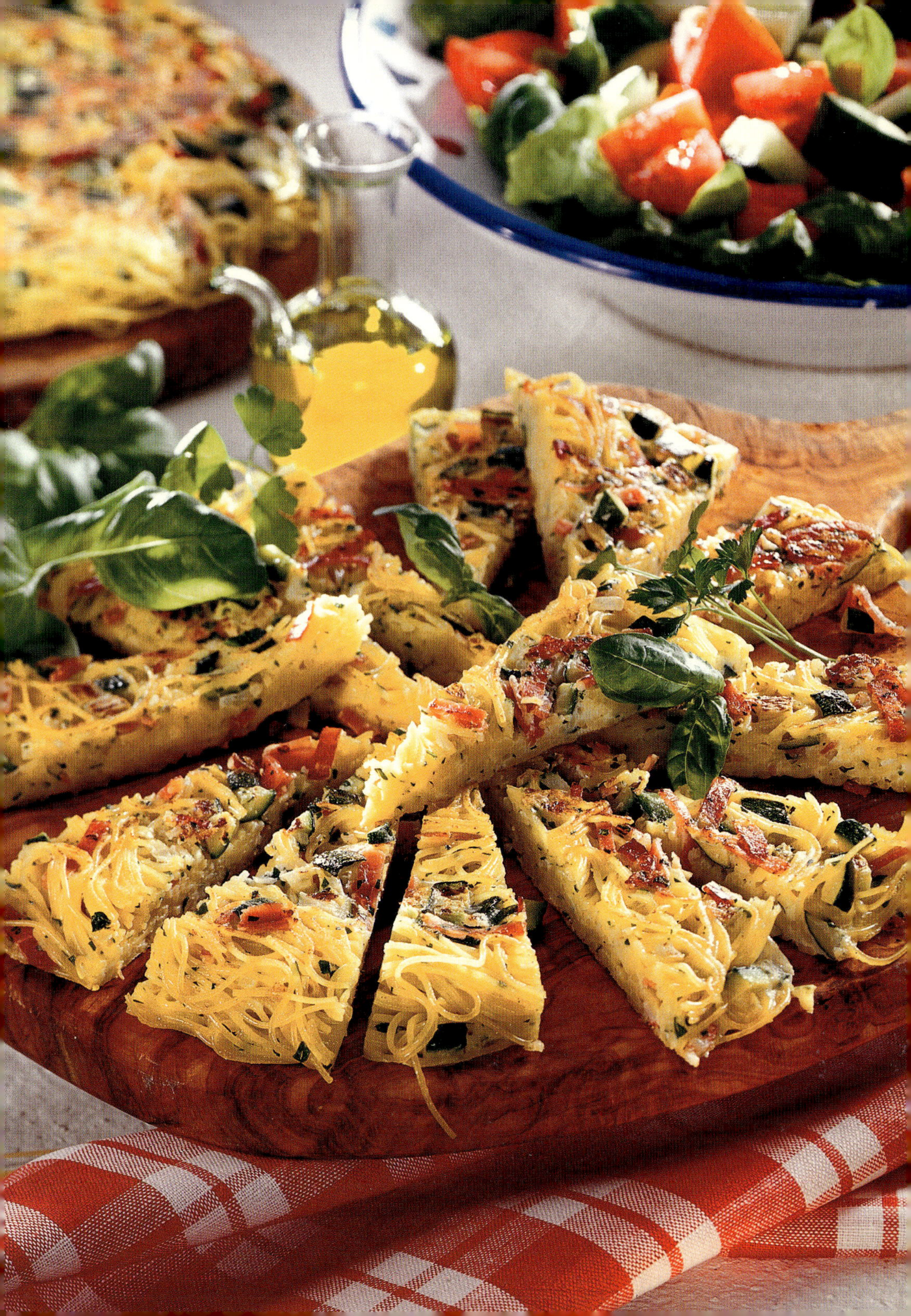

Paprikaschoten mit Sardellen

Für 4 Portionen
Pro Portion 145 Kalorien · 10 g Eiweiß
Zubereitungszeit 45 Minuten

4 mittelgroße rote Paprikaschoten • 1 EL Olivenöl
3 eingelegte Sardellenfilets • 1 EL Pinienkerne
2 Scheiben Vollkorntoastbrot • 1 EL gehackte Petersilie • 1 EL Kapern
1 EL Rosinen • 2 Eier • Salz • Weißer Pfeffer aus der Mühle

1 Die Paprikaschoten waschen und abtrocknen. Mit einem Sparschäler dünn schälen. Die Schoten der Länge nach aufschneiden, von Trennwänden und Kernen befreien und vierteln. Das Olivenöl erhitzen und die Paprika darin bei schwacher Hitze braten, bis sie weich sind.

2 Den Backofen auf 180 °C (Umluft 160 °C, Gas Stufe 2) vorheizen. Für die Füllung Sardellenfilets und Pinienkerne fein zerkleinern. Das Toastbrot entrinden und möglichst fein zerkrümeln.

3 Alle diese zerkleinerten Zutaten mit Petersilie, Kapern, Rosinen und Eiern in eine Schüssel geben. Mit einer Gabel vermischen und dabei 1 Esslöffel Bratöl der Schoten aus der Pfanne zugeben, bis die Füllung gut bindet. Mit Salz und Pfeffer würzen.

4 Die Schoten auf die Arbeitsfläche legen, jeweils eine Hälfte mit der Füllung belegen, zusammenklappen und dachziegelartig in eine Gratinform schichten. Das restliche Bratöl darüber träufeln und die Paprikaröllchen im heißen Ofen etwa 15 Minuten backen.

Unsere Tipps

✓ Die Sardellenfilets sollte man vor dem Zerkleinern eventuell kurz kalt abspülen, damit sie nicht zu salzig sind.

✓ Die gefüllten Paprikaschoten schmecken warm oder kalt mit Zitronensaft beträufelt zu Käse-Eckchen oder Nussbrötchen (➛ Seite 15 und 24). Zugedeckt im Kühlschrank halten sie sich zwei Tage frisch.

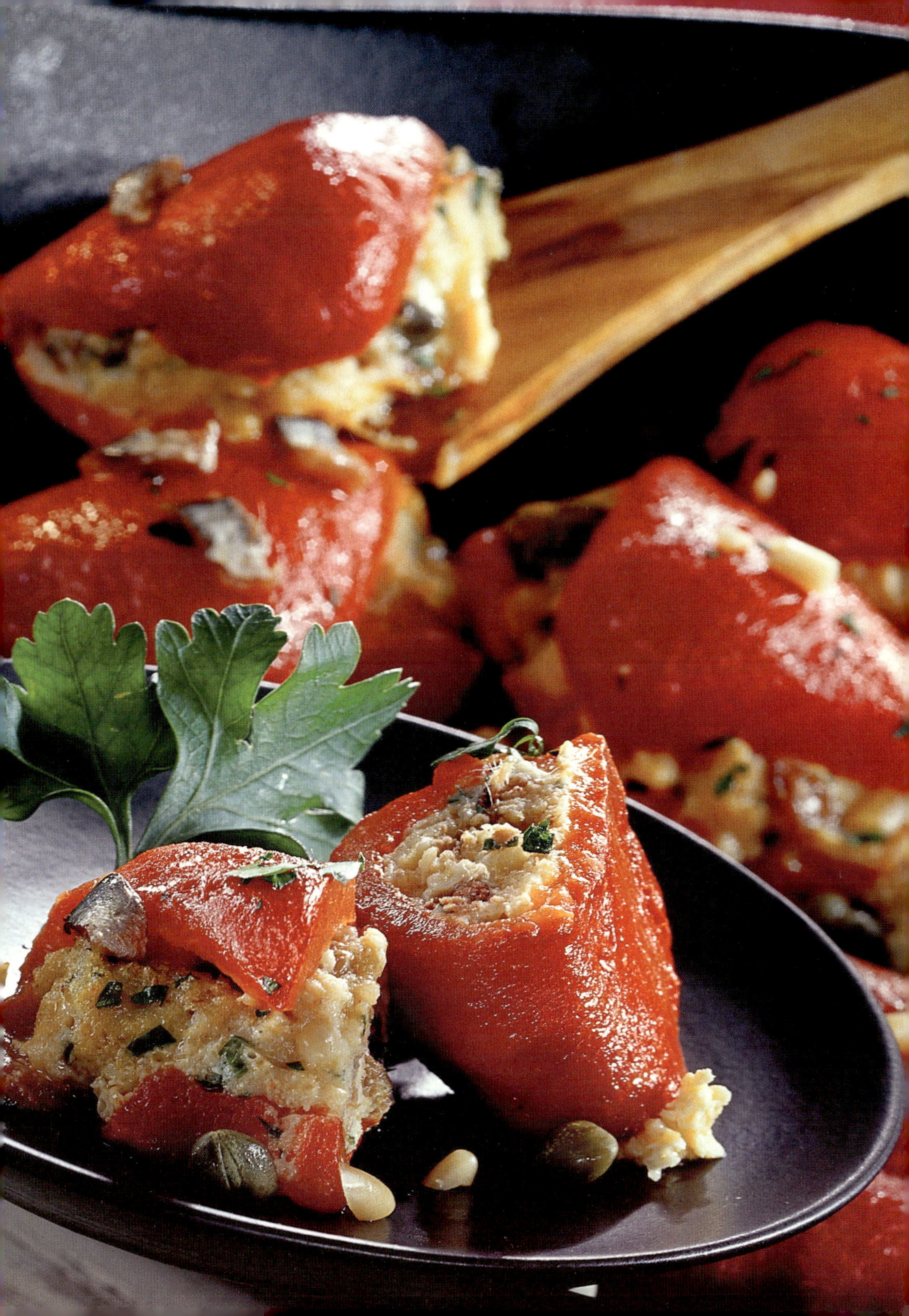

Frischkäse-Tomaten-Aufstrich

Für 4 Portionen
Pro Portion 137 Kalorien · 12 g Eiweiß

Zubereitungszeit 15 Minuten
Foto ➛

2 Tomaten • 300 g Rahmfrischkäse • 1–2 EL Schafsmilch-Jogurt oder Vollmilchjogurt (mindestens 3,5 %) • 1 EL gehacktes Basilikum 1 EL Pesto alla calabrese (Glas) • Salz • Pfeffer aus der Mühle

1 Die Tomaten waschen, abtrocknen und in ganz kleine Würfel schneiden. Dabei die Stielansätze entfernen.

2 Frischkäse mit dem Jogurt glattrühren. Tomaten, Basilikum und Pesto untermischen. Den Aufstrich mit Salz und Pfeffer würzen.

Radieschen-Dip

Für 4 Portionen
Pro Portion 126 Kalorien · 9 g Eiweiß

Zubereitungszeit 15 Minuten

200 g körniger Frischkäse • 200 g saure Sahne • 1 TL Olivenöl 1 Bund Radieschen • 1 Pck. »8 Kräuter« (TK) • Salz Pfeffer aus der Mühle • 1 Prise Zucker

Den Frischkäse und die saure Sahne mit dem Öl verrühren. Die Radieschen putzen, waschen, trockentupfen und fein würfeln. Radieschen und Kräuter mit der Frischkäsemischung verrühren. Den Dip mit Salz, Pfeffer und Zucker würzen.

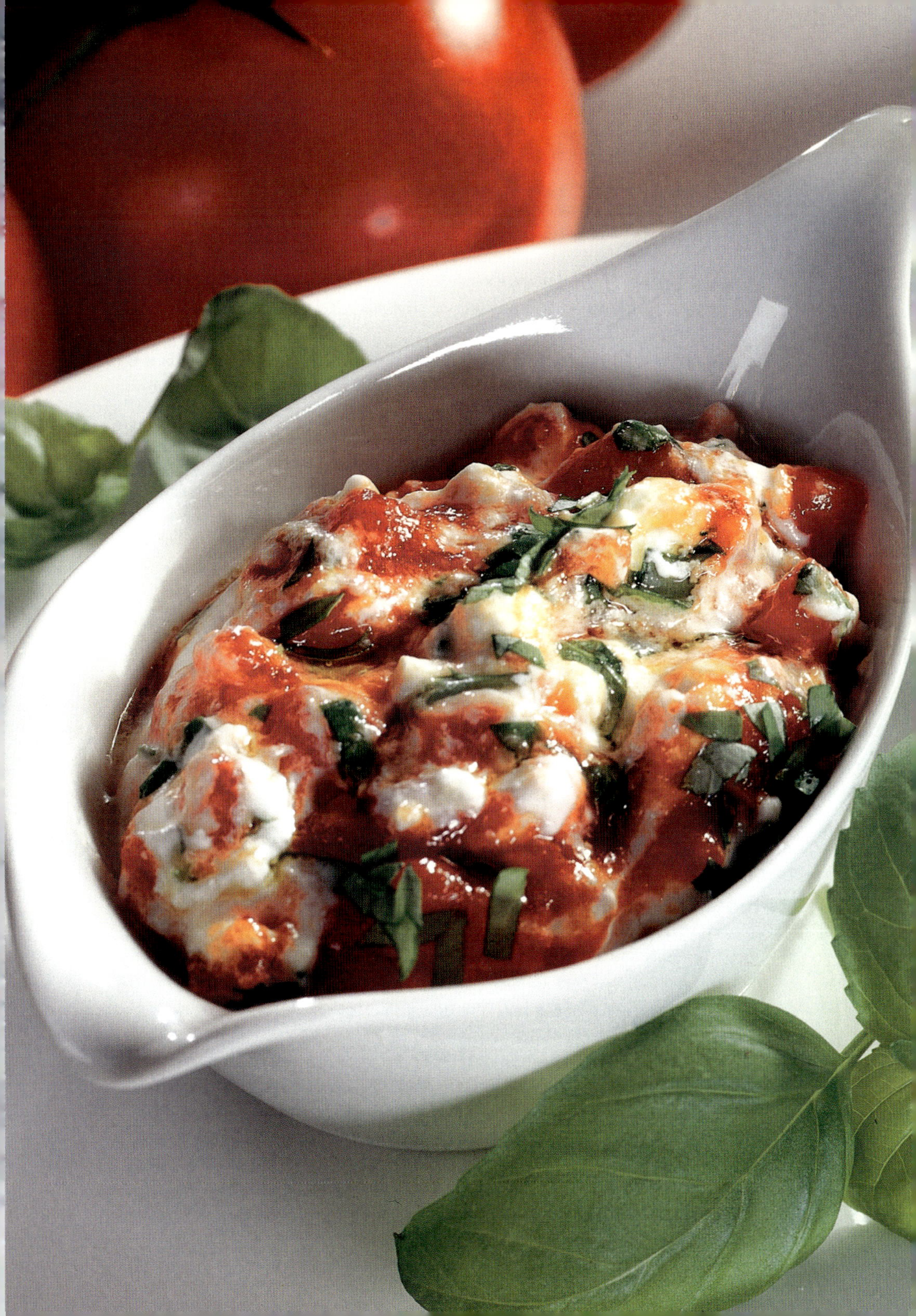

Knusprige Nussbrötchen

Für 16 Stück
Pro Stück 148 Kalorien · 6 g Eiweiß

Zubereitungszeit 1 Stunde
Ruhezeit 1 1/2 Stunden

500 g Weizenvollkornmehl • 1 Würfel Hefe • 1 TL Fruchtzucker
1/2 l lauwarme Buttermilch • 2 EL Brotgewürz • 1 EL Salz
60 g fein gehackte Walnusskerne • 1 Eigelb • 3 EL Milch
16 Walnusshälften

1 Das Mehl in eine Schüssel geben und in die Mitte eine Mulde drücken. Die Hefe in die Mulde bröckeln, Fruchtzucker und 5 Esslöffel lauwarmes Wasser zugeben und mit etwas Mehl vom Rand zum Vorteig verrühren. Zugedeckt bei Zimmertemperatur etwa 15 Minuten ruhen lassen.

2 Den Vorteig mit dem gesamten Mehl, Buttermilch, Brotgewürz und Salz mischen. Alles mit den Knethaken des Handrührgerätes verrühren. Den Teig auf der leicht bemehlten Arbeitsfläche mit den Händen kräftig durchkneten, bis er glatt und geschmeidig ist. Zugedeckt an einem warmen Ort 1 Stunde ruhen lassen, bis sich das Teigvolumen verdoppelt hat.

3 Den Teig noch einmal kräftig durchkneten und dabei die gehackten Walnusskerne untermischen. Mit bemehlten Händen 16 Brötchen formen und nebeneinander auf ein Backblech mit Backpapier legen. Die Brötchen an der Oberseite kreuzweise einschneiden und noch 15 Minuten ruhen lassen. Den Backofen auf 200 °C (Umluft 180 °C, Gas Stufe 3) vorheizen.

4 Das Eigelb mit der Milch verrühren, die Brötchen damit bestreichen und je eine Nusshälfte hineindrücken. In den heißen Backofen (mittlere Schiene) schieben und etwa 25 Minuten backen.

Unser Tipp

Für den Vorrat können Sie die Brötchen noch warm einfrieren. Tauen Sie sie bei Bedarf bei Zimmertemperatur auf, sie schmecken dann so gut wie frisch aus dem Ofen.

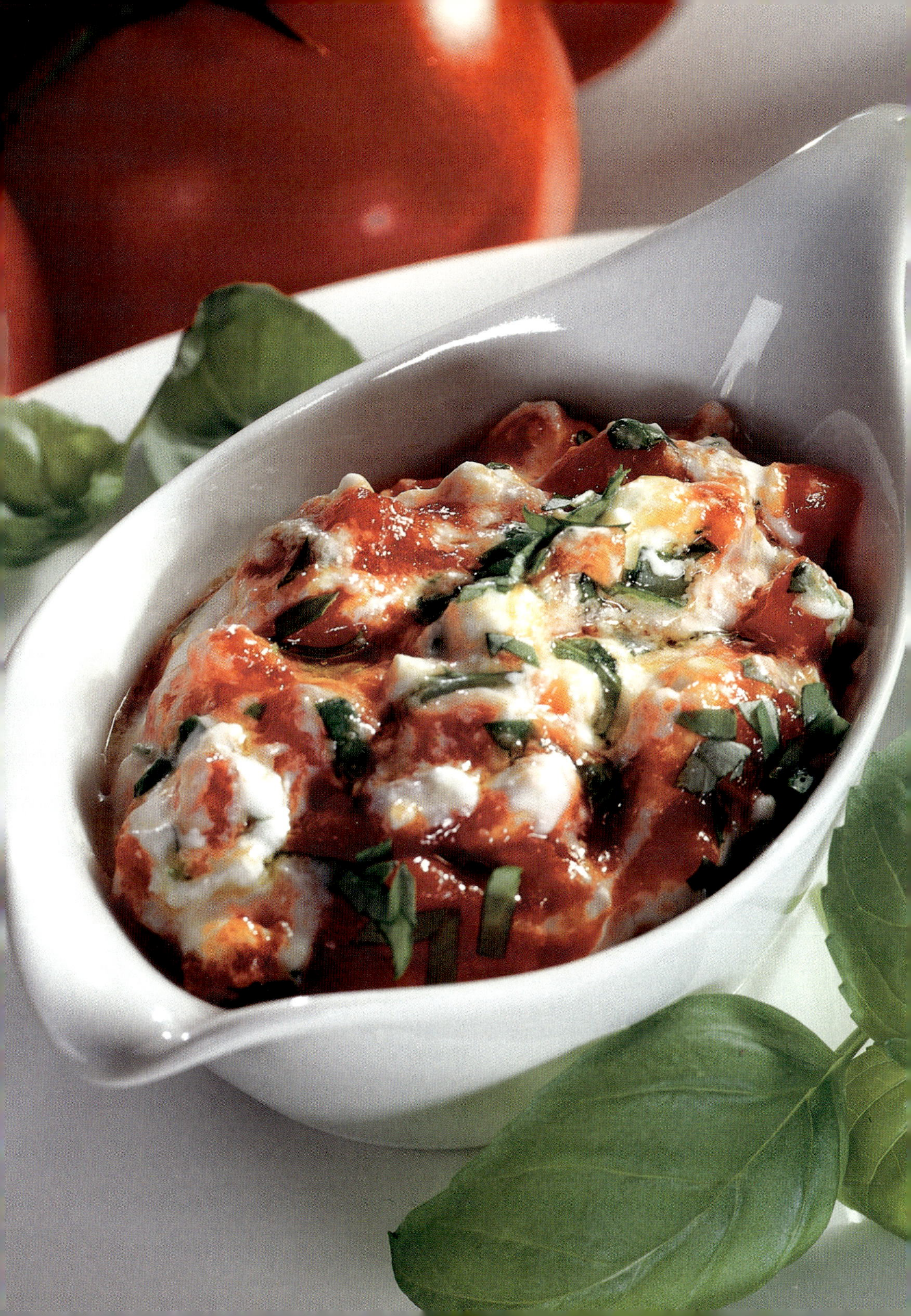

Buttermilchkuchen mit Kräutercreme

Für 12 Stück
Pro Stück 175 Kalorien · 6 g Eiweiß

Zubereitungszeit 55 Minuten

Für den Belag: 3 Knoblauchzehen • 3 Bund Basilikum (oder Petersilie)
200 g Tofu • 50 g Cashewnusskerne • 3 EL Olivenöl
Salz • Pfeffer aus der Mühle
Für den Teig: 250 g Mehl • 1 TL Trockenhefe • Salz
Pfeffer aus der Mühle • 40 g Pflanzenmargarine • 1/8 l Buttermilch

1 Knoblauch schälen. Basilikum waschen, trockentupfen, die Blättchen abzupfen und fein zerkleinern. Tofu mit Knoblauch und Cashewkernen pürieren. Basilikum und Olivenöl untermischen, mit Salz und Pfeffer kräftig würzen. Den Backofen auf 220 °C (Umluft 200 °C, Gas Stufe 4) vorheizen.

2 Das Mehl mit Trockenhefe, Salz und Pfeffer mischen. Die Margarine in kleinen Stücken zugeben und alles mit den Knethaken des Handrührers zu einer krümeligen Masse vermischen. Die Buttermilch langsam zugeben und rühren, bis der Teig glatt ist.

3 Den Teig auf ein gefettetes Backblech streichen. Die Tofu-Kräutercreme darauf verteilen. Den Kuchen auf der mittleren Schiene etwa 15 Minuten backen, bis er am Rand goldbraun ist.

Unsere Tipps

- ✓ Die Kräutercreme ist die fettarme und cholesterinfreie Abwandlung des berühmten Pesto.
- ✓ Der Kuchen schmeckt entweder heiß oder ganz abgekühlt.
- ✓ In Reformhäusern bekommen Sie reine Pflanzenmargarine ohne Milcheiweiß und Cholesterin, dafür mit einem Anteil von 50 Prozent Olivenöl. Man kann damit jeden Teig für süßes und herzhaftes Gebäck zubereiten und hat dazu noch die gesundheitlichen Vorteile von Olivenöl: Die Ölsäure darin schützt Herz und Kreislauf und wirkt deshalb vorbeugend gegen Arteriosklerose.

Parmesan-Muffins mit Zucchini und Tomaten

Für 12 Stück
Pro Stück 119 Kalorien · 6 g Eiweiß

Zubereitungszeit 1 Stunde 10 Minuten

**1 kleine Zucchini • 2 Stück getrocknete Tomaten (in Öl eingelegt)
300 g Weizenvollkornmehl • 2 EL geriebener Parmesan
1 TL getrockneter Thymian • Salz • Pfeffer aus der Mühle
Muskat • 1/2 Pck. Weinstein-Backpulver • 2 Eier
250 g Buttermilch • Fett für das Muffinblech**

1 Zucchini waschen, trocknen, von Stiel- und Blütenansätzen befreien und ganz klein würfeln. Tomaten abtropfen lassen und fein zerkleinern.

2 Den Backofen auf 180 °C (Umluft 160 °C, Gas Stufe 3) vorheizen. Mehl mit Parmesan, Thymian, Salz, Pfeffer, Muskat und Backpulver mischen.

3 Die Eier in einer zweiten Schüssel mit einer Gabel wie zu Rühreiern verquirlen. Die Buttermilch unterrühren. Die Eiermilch zur Mehlmischung gießen und mit den Quirlen des Handrührers zu einem weichen Teig verrühren. Zucchini und Tomaten untermischen.

4 Den Teig in die zwölf gefetteten Muffinmulden verteilen. Die Muffins auf der mittleren Schiene 20 bis 25 Minuten backen, bis sie an der Oberfläche aufgeplatzt und schön gebräunt sind. Herausnehmen und in den Formen 5 Minuten ruhen lassen. Dann herauslösen und lauwarm oder abgekühlt servieren.

Unsere Tipps

✓ Weinstein-Backpulver hat dieselbe Triebkraft wie »normales« Backpulver, schmeckt jedoch angenehmer, weil es phosphatfreie Säure enthält.

✓ Statt Backpulver können Sie für jeden Teig dieselbe Menge Trockenhefe nehmen. Der Teig muss dann nicht gehen, sondern kann gleich in den Ofen. Das Gebäck wird nicht ganz so feinporig wie mit Backpulver, ist aber für viele Menschen besser bekömmlich.

Knusprige Nussbrötchen

Für 16 Stück
Pro Stück 148 Kalorien · 6 g Eiweiß

Zubereitungszeit 1 Stunde
Ruhezeit 1 1/2 Stunden

500 g Weizenvollkornmehl • 1 Würfel Hefe • 1 TL Fruchtzucker
1/2 l lauwarme Buttermilch • 2 EL Brotgewürz • 1 EL Salz
60 g fein gehackte Walnusskerne • 1 Eigelb • 3 EL Milch
16 Walnusshälften

1 Das Mehl in eine Schüssel geben und in die Mitte eine Mulde drücken. Die Hefe in die Mulde bröckeln, Fruchtzucker und 5 Esslöffel lauwarmes Wasser zugeben und mit etwas Mehl vom Rand zum Vorteig verrühren. Zugedeckt bei Zimmertemperatur etwa 15 Minuten ruhen lassen.

2 Den Vorteig mit dem gesamten Mehl, Buttermilch, Brotgewürz und Salz mischen. Alles mit den Knethaken des Handrührgerätes verrühren. Den Teig auf der leicht bemehlten Arbeitsfläche mit den Händen kräftig durchkneten, bis er glatt und geschmeidig ist. Zugedeckt an einem warmen Ort 1 Stunde ruhen lassen, bis sich das Teigvolumen verdoppelt hat.

3 Den Teig noch einmal kräftig durchkneten und dabei die gehackten Walnusskerne untermischen. Mit bemehlten Händen 16 Brötchen formen und nebeneinander auf ein Backblech mit Backpapier legen. Die Brötchen an der Oberseite kreuzweise einschneiden und noch 15 Minuten ruhen lassen. Den Backofen auf 200 °C (Umluft 180 °C, Gas Stufe 3) vorheizen.

4 Das Eigelb mit der Milch verrühren, die Brötchen damit bestreichen und je eine Nusshälfte hineindrücken. In den heißen Backofen (mittlere Schiene) schieben und etwa 25 Minuten backen.

Unser Tipp

Für den Vorrat können Sie die Brötchen noch warm einfrieren. Tauen Sie sie bei Bedarf bei Zimmertemperatur auf, sie schmecken dann so gut wie frisch aus dem Ofen.

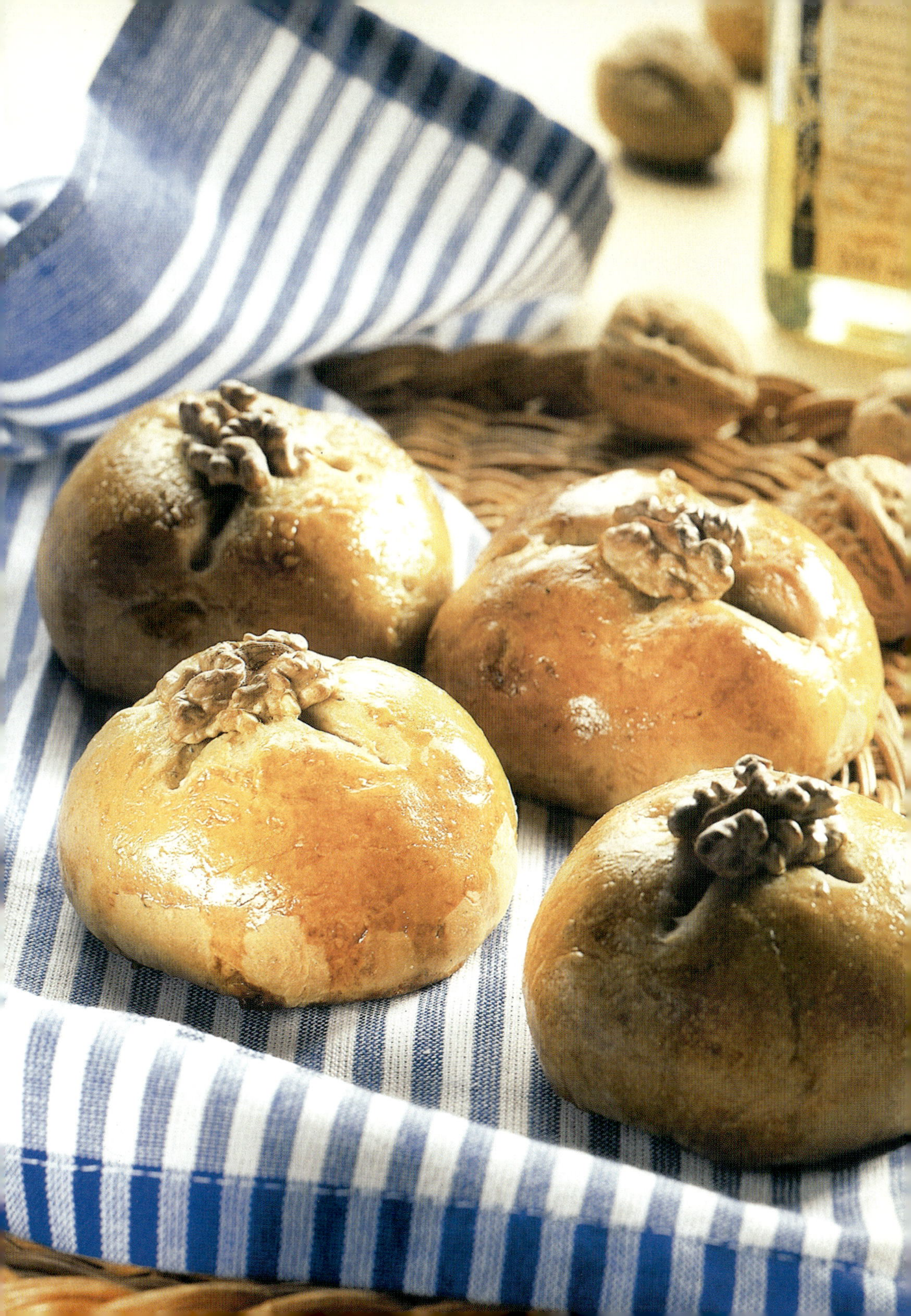

Knuspermüsli

Für 4 Portionen
Pro Portion 213 Kalorien · 7 g Eiweiß
Zubereitungszeit 10 Minuten

1 EL Erdnussöl • 150 g kernige Haferflocken • 40 g Mandelstifte
2 EL Fruchtzucker • 1/4 TL Zimt • 1 EL Honig

1 Das Öl in einer Pfanne erhitzen. Haferflocken und Mandeln darin bei schwacher Hitze unter Rühren rösten, bis sie duften.

2 Zucker, Zimt und Honig dazugeben, alles gut mischen, abkühlen lassen.

Knabbernüsse

Für 4 Portionen
Pro Portion 230 Kalorien · 5 g Eiweiß
Zubereitungszeit 20 Minuten

Je 1 EL geschälte Mandeln, Pistazien-, Walnuss-, Cashew- und Pecannusskerne • 1 EL Sesamsamen • 2 EL Olivenöl
1 TL Currypulver • 1/2 TL Meersalz

1 Mandeln, Pistazien und Nüsse grob hacken, mit den Sesamsamen mischen und im Olivenöl leicht anrösten. Die Pfanne vom Herd nehmen.

2 Curry und Meersalz mischen, über die Nüsse streuen und einige Male gut durchrühren. Wieder auf den Herd stellen und bei schwacher Hitze leicht rösten, bis die Mischung duftet. Abkühlen lassen.

Lunch-Häppchen

Für 20 Stück
Pro Stück 158 Kalorien · 6 g Eiweiß

Zubereitungszeit 40 Minuten

1 Zwiebel • 50 g Mandelstifte • 2 EL Olivenöl • 200 g Apfelmus
3 Eier • 1 TL Paprikaflocken (oder Paprikapulver)
300 g Dinkelvollkornmehl • 200 g blütenzarte Vollkornhaferflocken
100 g geriebener Emmentaler • 1/2 TL Salz
1 EL Weinstein-Backpulver (➛ Tipp Seite 23) • 200 ml Buttermilch

1 Backofen auf 180 °C (Umluft 160 °C, Gas Stufe 2) vorheizen. Zwiebel schälen und fein zerkleinern. Mit den Mandeln bei schwacher Hitze in Öl braten, bis die Zwiebel glasig ist und die Mandeln leicht gebräunt sind.

2 Die Mischung in eine Schüssel geben, das Apfelmus zufügen und verrühren. Eier und Paprikaflocken untermischen.

3 Das Mehl in einer Schüssel mit Haferflocken, Käse, Salz und Backpulver mischen und unter die Apfelmusmischung rühren. Dann die Buttermilch zugeben und ebenfalls unterrühren.

4 Die Masse auf ein Backblech mit Backpapier streichen, in den heißen Backofen (untere Schiene) schieben und etwa 20 Minuten backen. Herausnehmen, auf dem Blech etwas ruhen lassen, dann in Stücke schneiden. Die Stücke zum Abkühlen auf ein Kuchengitter legen.

Unser Tipp

Die herzhaften Kuchenstückchen machen satt und sind gesund: Dinkel enthält Tryptophan für ausgeglichene Stimmung, Phenylalanin sichert die Produktion von bestimmten Hormonen und wirkt damit positiv auf den Blutdruck. Hafer liefert reichlich Vitamine der B-Gruppe, darunter vor allem Thiamin, das den Energiestoffwechsel unterstützt, die Nerven nährt und den Herzmuskel schützt. Vitamin E stärkt das Immunsystem. Hafer-Ballaststoffe helfen bei der Ausscheidung von zu viel Cholesterin und Gallensäuren.

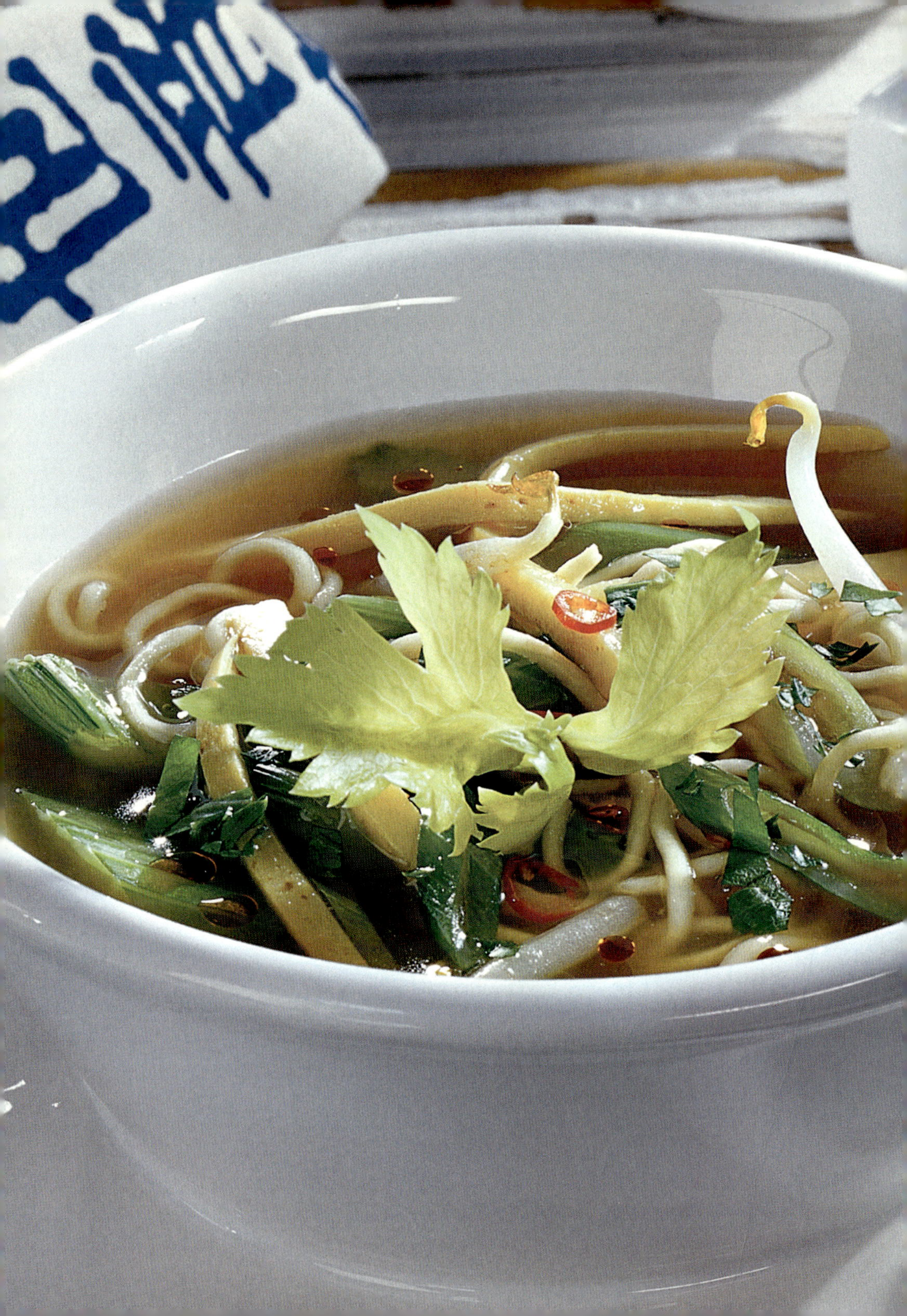

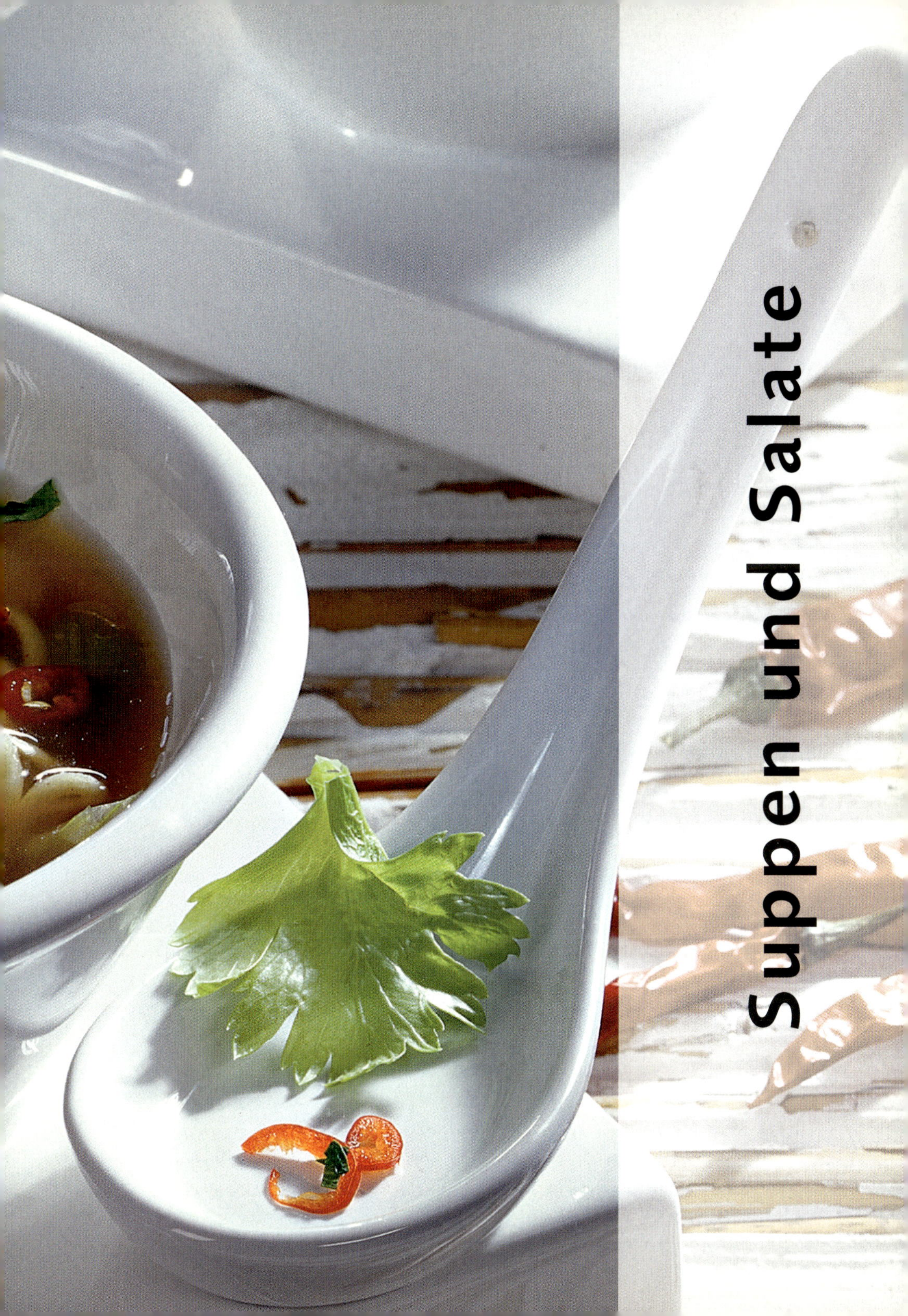

Suppen und Salate

China-Nudelsuppe mit Huhn

Für 4 Portionen
Pro Portion 140 Kalorien · 5 g Eiweiß

Zubereitungszeit 20 Minuten
Foto ➛ Seite 28/29

1 Stück Bambusspross (etwa 80 g; Dose) • 100 g frische Sojasprossen
1 Selleriestange mit Grün • 4 Lauchzwiebeln
1 l kräftige Hühnerbrühe • 125 g chinesische Mie-Nudeln • Salz
2 EL Öl • 2 EL trockener Sherry • 1 EL Sojasauce

1 Den Bambusspross abtropfen lassen und in feine Streifen schneiden. Die Sojasprossen waschen und abtropfen lassen. Die Selleriestange waschen, abtrocknen und schräg in knapp fingerbreite Stücke schneiden. Das Selleriegrün fein zerkleinern. Die Lauchzwiebeln putzen, waschen und mit den zarten grünen Blättern in feine Röllchen schneiden.

2 Die Hühnerbrühe erhitzen und heiß halten. Die Nudeln in reichlich kochendes Salzwasser geben, den Topf von der Kochstelle nehmen und die Nudeln etwa 3 Minuten ziehen lassen.

3 Inzwischen das Öl im Wok oder in einer Pfanne erhitzen. Bambusspross, Sojasprossen, Selleriestückchen und Lauchzwiebeln darin bei starker bis mittlerer Hitze unter Rühren etwa 1 Minute braten. Sherry und Sojasauce unterrühren.

4 Die Nudeln mit einer Gabel lockern, abgießen, abtropfen lassen und heiß in große Portionsschüsseln geben. Zuerst die heiße Brühe über die Nudeln gießen, dann das gebratene Gemüse darüber verteilen. Mit dem Selleriegrün bestreuen und sofort servieren.

Unser Tipp

Die schmalen Mie-Nudeln sind in der Regel vorgekocht und daher sehr schnell gar. Es gibt sie im Asienladen, aber auch im Supermarkt im Feinkost- oder Asienregal. Das Päckchen enthält 250 Gramm in drei Nudelplatten, die man leicht portionieren kann.

Italienische Bohnensuppe mit Nudeln

Für 4 Portionen
Pro Portion 338 Kalorien · 12 g Eiweiß

Zubereitungszeit 40 Minuten
Quellzeit 1 Tag

100 g getrocknete weiße Bohnen
1 EL Gemüsebrühe-Extrakt (Pulver oder Paste) • 1 Zwiebel
1 Bund Suppengrün • 2 Stangen Sellerie • 1 Zweig Rosmarin
1/2 Bund Petersilie • 2 EL Olivenöl
1 kleine Dose geschälte Tomaten (etwa 400 g)
100 g kleine Hörnchennudeln • Salz • Pfeffer aus der Mühle
50 g geriebener Parmesan

1 Die Bohnen mit Wasser bedeckt 24 Stunden quellen lassen. Abgießen, mit 1 1/4 Liter Wasser und Brühe-Extrakt aufkochen und zugedeckt bei schwacher Hitze etwa 20 Minuten garen.

2 Die Zwiebel schälen und fein würfeln. Das Suppengrün waschen, putzen und ebenfalls würfeln. Die Selleriestangen putzen, waschen und in Scheibchen schneiden. Rosmarin und Petersilie waschen, trockentupfen, die Blättchen abzupfen und fein zerkleinern.

3 Das Öl in einem großen Topf erhitzen. Zwiebeln, Suppengrün, Sellerie, Rosmarin und die Hälfte der Petersilie darin bei schwacher Hitze dünsten, bis die Zwiebeln glasig sind.

4 Die Tomaten mit Saft und die Bohnen mit der verbliebenen Kochbrühe zugeben. Die Suppe einmal kräftig aufkochen. Die Nudeln zugeben, erneut aufkochen und die Suppe bei mittlerer bis schwacher Hitze garen, bis die Nudeln al dente sind, dabei den Deckel nicht ganz auf den Topf legen. Eventuell noch Gemüsebrühe zugießen, damit genug Flüssigkeit zum Garen der Nudeln vorhanden ist.

5 Die Suppe mit Salz und Pfeffer würzen. 1 Esslöffel Parmesan unterrühren. Die Suppe auf Portionsteller verteilen und mit der restlichen Petersilie bestreut anrichten. Den restlichen Parmesan dazu servieren.

Graupensuppe mit Gemüse

Für 4 Portionen
Pro Portion 150 Kalorien · 3 g Eiweiß

Zubereitungszeit 40 Minuten

1 Zwiebel • 1 Knoblauchzehe • 50 g Perlgraupen • 1 EL Öl
1 l Hühnerbrühe • Salz • Weißer Pfeffer aus der Mühle • Muskat
1 Msp. gemahlener Kümmel • 1 dünne Stange Lauch
1 kleine Möhre • 1 Stück Knollensellerie (etwa 50 g) • 2 EL Butter
2 EL Schmand • 2 EL Schnittlauchröllchen

1 Zwiebel und Knoblauch schälen und fein zerkleinern. Die Graupen in einem Sieb unter fließendem kaltem Wasser waschen, bis das ablaufende Wasser klar bleibt und ein Teil der Getreidestärke abgespült ist. Gut abtropfen lassen.

2 Das Öl in einem Topf erhitzen. Zwiebel, Knoblauch und Graupen darin bei schwacher Hitze andünsten, bis die Zwiebelstücke glasig sind.

3 Die Brühe zugießen und aufkochen. Suppe mit Salz, Pfeffer, Muskat und Kümmel würzen und zugedeckt bei schwacher Hitze 25 Minuten garen.

4 Inzwischen den Lauch waschen, putzen und mit allen saftigen grünen Blättern in feine Ringe schneiden. Möhre und Sellerie schälen und klein würfeln. Die Butter erhitzen und das Gemüse darin unter Rühren etwa 2 Minuten bei mittlerer Hitze schmoren, bis es gerade eben weich ist.

5 Das Gemüse mit dem Schmand in die heiße Suppe rühren. Die Suppe auf vorgewärmte Teller verteilen und mit Schnittlauch bestreuen.

Unser Tipp

Graupen sind Gerstenkörner, die von den Spelzen befreit, geschliffen und poliert werden, bis Frucht und Samenschale fast vollständig entfernt sind. Die gröbste Sortierung ist Rollgerste, die feinste Perlgraupen. Graupen sind rasch gar und besonders leicht verdaulich.

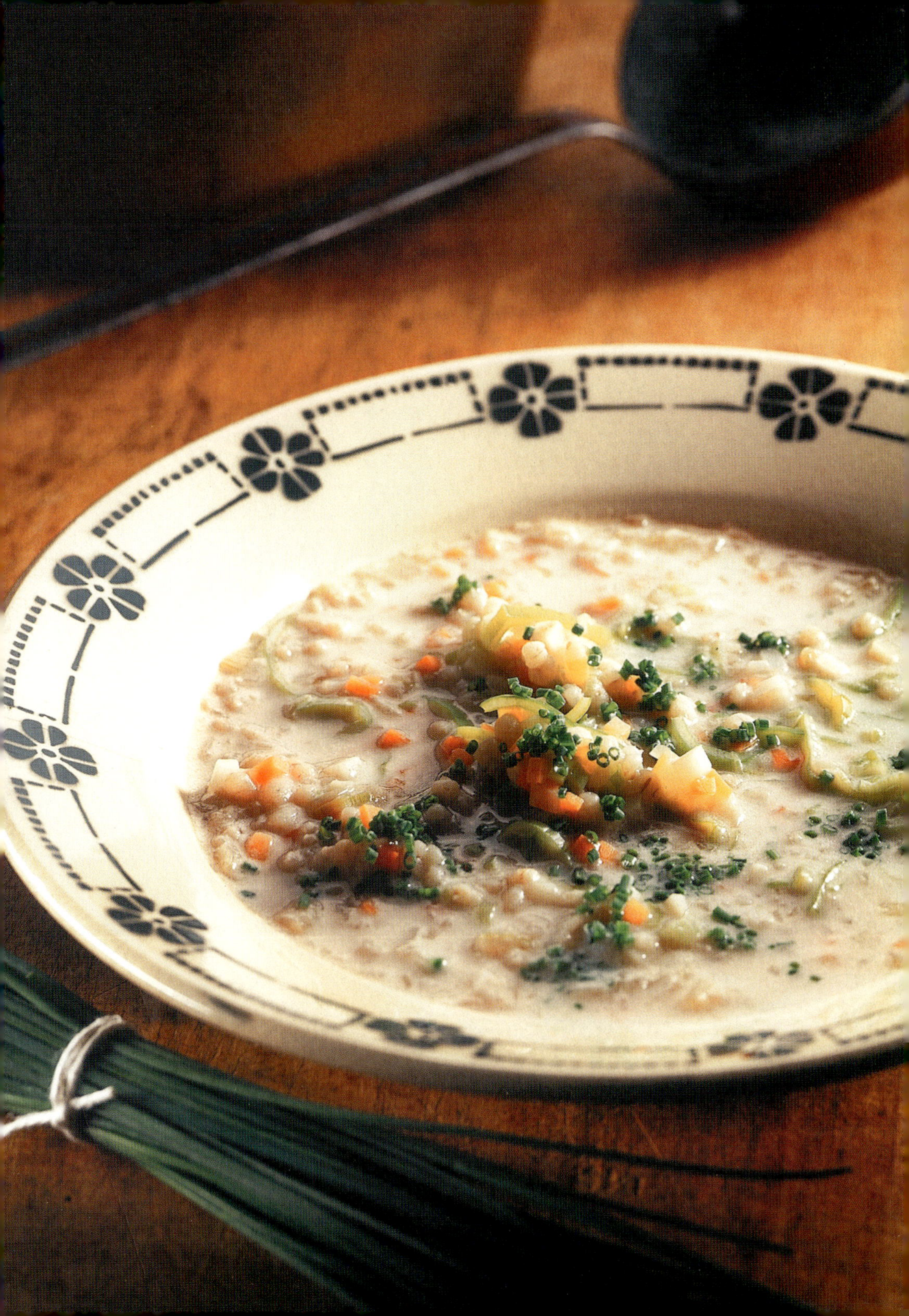

Gemüsesuppe mit Sesam-Käsebroten

Für 4 Portionen
Pro Portion 250 Kalorien · 5 g Eiweiß

Zubereitungszeit 40 Minuten

Für die Suppe: 1 kleiner Kohlrabi • 2 dünne Stangen Lauch
1 rote Paprikaschote • 3 getrocknete Tomaten in Öl
1 EL Öl der Tomaten • 1 l Gemüsebrühe • 1–2 TL Balsamessig • Salz
Pfeffer aus der Mühle • 1 EL italienische Kräuter (TK)
Für die Brote: 1 dünne Scheibe Käse (Fontina, Fontal oder Raclette)
2 Scheiben Weizenvollkornbrot • 20 g Kräuterbutter
1 EL Sesamsamen

1 Kohlrabi waschen, die zarten Blättchen abschneiden, trockentupfen und fein hacken. Die Knolle schälen, halbieren und in dünne Stifte schneiden. Den Lauch putzen, waschen und mit den saftigen grünen Blättern in dünne Ringe schneiden. Die Paprikaschote waschen, putzen und in Stücke schneiden. Die getrockneten Tomaten abtropfen lassen und in Stücke schneiden.

2 Für die Käsebrote den Backofen auf 200 °C (Umluft 180 °C, Gas Stufe 3) vorheizen.

3 Das Tomatenöl in einem großen Topf erhitzen. Kohlrabi, Lauch, Paprika und Tomaten darin bei starker bis mittlerer Hitze unter Wenden 2 Minuten anbraten.

4 Die Brühe zugießen, den Bratfond damit lösen und die Suppe einmal aufkochen. Zugedeckt etwa 3 Minuten kochen, bis das Gemüse gerade eben weich ist. Balsamessig, Salz, Pfeffer und Kräuter einrühren.

5 Die Käsescheibe in etwa fingerbreite Streifen schneiden. Die Brotscheiben halbieren, auf ein Backblech legen, in den heißen Backofen schieben und etwa 2 Minuten leicht anrösten. Mit der Kräuterbutter bestreichen, mit dem Sesam bestreuen und mit den Käsestreifen belegen. Wieder in den Ofen schieben und etwa 5 Minuten backen, bis der Käse zu schmelzen beginnt. Heiß zur Suppe servieren.

Eierblumensuppe mit Senfsprossen

Für 4 Portionen
Pro Portion 101 Kalorien · 6 g Eiweiß

Zubereitungszeit 10 Minuten

1 Hand voll Senfsprossen • $^3/_4$ l Gemüsebrühe • 2 Eier • Salz
Pfeffer aus der Mühle • Muskat • 1 EL gehackte Petersilie

Die Senfsprossen kalt abspülen. Die Brühe aufkochen. Eier mit Salz, Pfeffer und Muskat verquirlen und in die kochende Brühe rühren. Senfsprossen und Petersilie untermischen und die Suppe sofort anrichten.

Rettichsuppe

Für 4 Portionen
Pro Portion 144 Kalorien · 9 g Eiweiß

Zubereitungszeit 40 Minuten

1 weißer Rettich • 2 EL Olivenöl • 800 ml Gemüsebrühe
200 g Frischkäse (0,2 % Fett) • $^1/_2$ TL scharfer Senf • Salz
Pfeffer aus der Mühle • 1 EL Schnittlauchröllchen

1 Den Rettich schälen und klein würfeln. Das Öl erhitzen und den Rettich bei schwacher Hitze 5 Minuten dünsten. Die Brühe zugießen, aufkochen und die Suppe bei schwacher Hitze etwa 30 Minuten kochen.

2 Die Suppe vom Herd nehmen und pürieren. Wieder aufsetzen und erhitzen, dabei nach und nach den Frischkäse einrühren. Die Suppe mit Senf, Salz und Pfeffer würzen und mit dem Schnittlauch bestreuen.

Kichererbsenfritten mit Tomaten und Mozzarella

Für 4 Portionen
Pro Portion 404 Kalorien · 25 g Eiweiß

Zubereitungszeit 50 Minuten
Ruhezeit 55 Minuten

Für die »Fritten«: 1/2 TL Butter • 200 g Kichererbsenmehl
2 EL gehackte Petersilie • 1 TL Salz • 1/8 l Erdnuss- oder Olivenöl
Pfeffer aus der Mühle • Grobes Meersalz
Außerdem: 250 g kleine Mozzarellakugeln
200 g Cocktailtomaten • 1 EL gehacktes Basilikum
1 EL Balsamessig • Salz • Grober Pfeffer aus der Mühle
2 EL natives Olivenöl extra (➛ Tipp Seite 38)

1 Die Butter in einem Topf zerlassen. Vom Herd nehmen, Kichererbsenmehl mit Petersilie, Salz und 1/2 l Wasser zugeben und glatt rühren. Den Topf wieder auf den Herd stellen. Den Brei unter Rühren erhitzen und bei schwacher Hitze unter Rühren kochen, bis er dick wie steifer Grießbrei ist.

2 Den Brei auf gefettetes Butterbrotpapier geben und zu einer fingerdicken Platte von 15 mal 20 Zentimetern verstreichen. 15 Minuten trocknen lassen. In fingerbreite und fingerlange Stücke schneiden. Die Stücke nebeneinander auf ein Holzbrett legen und weitere 40 Minuten trocknen lassen.

3 Die Hälfte des Öls in einer Pfanne erhitzen. Darin die Hälfte der »Fritten« bei mittlerer bis starker Hitze rundherum etwa 5 Minuten braten, bis sie hellbraun sind. Auf Küchenpapier abtropfen lassen und noch heiß mit Pfeffer und grobem Meersalz bestreuen. Mit der zweiten Hälfte Öl und »Fritten« ebenso verfahren.

4 Die Mozzarellakugeln abtropfen lassen. Die Tomaten waschen und halbieren. Mozarella und Tomaten mit Basilikum, Essig, Salz, Pfeffer und Olivenöl mischen und mit den »Fritten« auf Portionstellern anrichten.

Unser Tipp

Kichererbsenmehl gibt es in Naturkostläden und Asienshops zu kaufen.

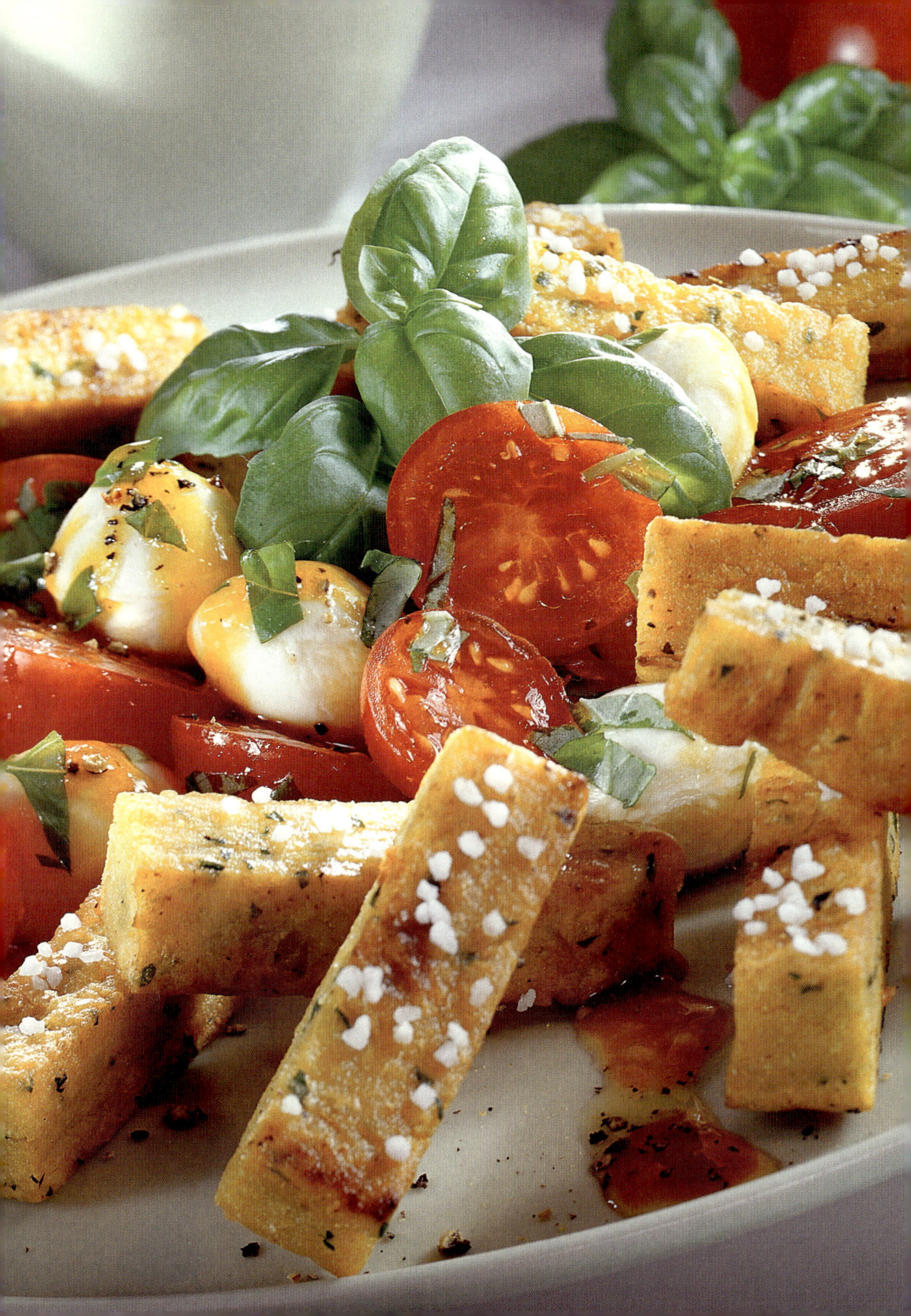

Sommersalat mit gebratenem Käse

Für 4 Portionen
Pro Portion 224 Kalorien · 9 g Eiweiß

Zubereitungszeit 35 Minuten

Für den Salat: 2 Fleischtomaten • 1 gelbe Paprikaschote
1 Bund Rucola • 1/2 TL körniger Senf • Salz
Weißer Pfeffer aus der Mühle • 1 Prise Zucker • 1 EL Balsamessig
2 EL natives Olivenöl extra
Für den Käse: 5 EL Öl zum Braten • 125 g Mozzarella
3 EL Milch • 2 EL Mehl

1 Tomaten und Paprikaschote waschen und abtrocknen. Tomaten würfeln, Paprikaschote von Trennwänden und Kernen befreien und in feine Streifen schneiden. Rucola waschen, trockentupfen und fein zerkleinern.

2 Senf mit Salz, Pfeffer, Zucker und Essig verrühren. Das Olivenöl unterrühren. Die Salatzutaten damit mischen und auf Portionsteller verteilen.

3 Das Öl zum Braten in einer großen, beschichteten Pfanne erhitzen. Den Käse in vier Scheiben schneiden und zuerst in der Milch, dann im Mehl wenden. Die Scheiben bei starker bis mittlerer Hitze pro Seite etwa 1 1/2 Minuten braten, bis der Käse zu bräunen beginnt. Herausnehmen, auf Küchenpapier kurz abtropfen lassen, auf dem Salat anrichten und sofort servieren.

Unsere Tipps

✓ Beim Braten sollen die Käsescheiben warm und gerade eben weich werden. Deshalb eine beschichtete Pfanne nehmen und den Käse in reichlich Öl bei starker Hitze nur so lange braten, bis die Scheiben braun werden. Dann rasch wenden, sonst beginnen sie zu »laufen«. Als Alternative können Sie auch Scheiben von Provolone ungebraten auf dem Salat anrichten.

✓ »Natives Olivenöl extra« ist Olivenöl allerbester Qualität – direkt aus den Oliven gepresst und ohne chemische Hilfsstoffe extrahiert. Der Anteil der gesunden Fettsäuren ist hier besonders hoch, deshalb gilt solches Öl als Schutz vor Herz- und Kreislaufbeschwerden.

Bulgursalat mit Hähnchenbrust

Für 4 Portionen
Pro Portion 284 Kalorien · 12 g Eiweiß

Zubereitungszeit 20 Minuten

**1 TL Gemüsebrühe-Extrakt (Pulver oder Paste) • 200 g Bulgur
2 Minigurken (ersatzweise 1/2 Salatgurke) • 1 große Möhre
2 Tomaten • 1/2 Bund glatte Petersilie • 4 EL Zitronensaft • Salz
Schwarzer Pfeffer aus der Mühle • 1/4–1/2 TL Harissa (ersatzweise Cayennepfeffer) • 2 EL Olivenöl • 1 Pck. Salatkräuter (TK)
100 g gegarte Hähnchenbrust in dünnen Scheiben**

1 Den Gemüsebrühe-Extrakt mit 1/2 l Wasser aufkochen und über den Bulgur gießen. Mit einer Gabel mischen und zugedeckt ziehen lassen, bis die anderen Zutaten vorbereitet sind.

2 Gurken und Möhre schälen und grob raspeln. Tomaten waschen und in kleine Würfel schneiden. Petersilie waschen, trockentupfen, die Blättchen abzupfen und fein schneiden.

3 Für die Salatsauce den Zitronensaft mit Salz, Pfeffer, Harissa und Olivenöl verrühren. Die Sauce mit Bulgur, Gurken, Möhren, Tomaten, Petersilie und Salatkräutern mischen. Mit der Hähnchenbrust auf Portionstellern anrichten.

Unsere Tipps

✓ Servieren Sie zu dem Bulgursalat eine kleine Scheibe Vollkornbrot oder drei Orangen-Curry-Kekse (➛ Rezept Seite 15).
✓ In türkischen Läden bekommen Sie groben und feinen Bulgur. Feiner eignet sich gut für Salate, weil man ihn nicht kochen muss.
✓ Harissa ist eine sehr scharfe Chilipaste. Sie bekommen sie in türkischen Läden oder in gut sortierten Supermärkten.
✓ Statt Hähnchenbrust können Sie auch Bündner Fleisch oder Putenwurst verwenden. Oder Sie verzichten ganz auf Fleisch und streuen grob geraspelten türkischen Hartkäse aus Schafsmilch oder mittelalten italienischen Pecorino über den Salat.

Glasnudelsalat mit Ingwerdressing

Für 4 Portionen
Pro Portion 184 Kalorien · 5 g Eiweiß

Zubereitungszeit 15 Minuten

Für das Dressing: 1 daumennagelgroßes Stück frischer Ingwer
Saft von 1/2 Limette • 2 EL Sherry
1 EL helle Sojasauce • 1 TL Ahornsirup oder Honig
1/2 TL Paprikaflocken (oder Paprikapulver) • 2 EL Erdnussöl
Außerdem: 100 g Glasnudeln • 2 EL Schnittlauchröllchen

1 Den Ingwer schälen und auf der Rohkostreibe raspeln. In einer Schüssel mit Limettensaft, Sherry, Sojasauce, Ahornsirup und Paprikaflocken verrühren. Das Öl untermischen.

2 Die Glasnudeln mit kochendem Wasser übergießen. Im Wasser mit einer Küchenschere in mundgerechte Stücke schneiden. Abgießen und zum Dressing geben. Den Schnittlauch zufügen und alles mischen.

Unsere Tipps

✓ Für eine eiweißreiche Mahlzeit mischen Sie Fleisch unter den Salat: 200 Gramm Hühnerbrustfilet (ohne Haut) in feine Streifen schneiden und in 1 Esslöffel Öl bei starker Hitze unter Wenden rundherum braun braten. Noch warm mit dem fertigen Salat mischen, eventuell noch zwei fein geschnittene Lauchzwiebeln zugeben. Mit Salz, Pfeffer und zusätzlichem Limettensaft abschmecken.

✓ Frischen Ingwer gibt es beim Gemüsehändler, in Asienläden, Feinkostläden und Supermärkten. Die Knollen müssen gleichmäßig weißlich oder gelb-braun und prall sein. Das Alter der Knolle erkennen Sie beim Aufschneiden: je älter, desto faseriger das Fleisch. Zum Aufbewahren wickelt man die angeschnittene Knolle zuerst in Küchenpapier, dann in einen Folienbeutel und legt das Ganze ins Gemüsefach des Kühlschranks.

✓ Für die gesunde Küche ist Ingwer ideal: Er hilft bei der Verdauung, lindert Magenkrämpfe und Blähungen bei Stress. Außerdem macht er Krebs erregende Substanzen unschädlich.

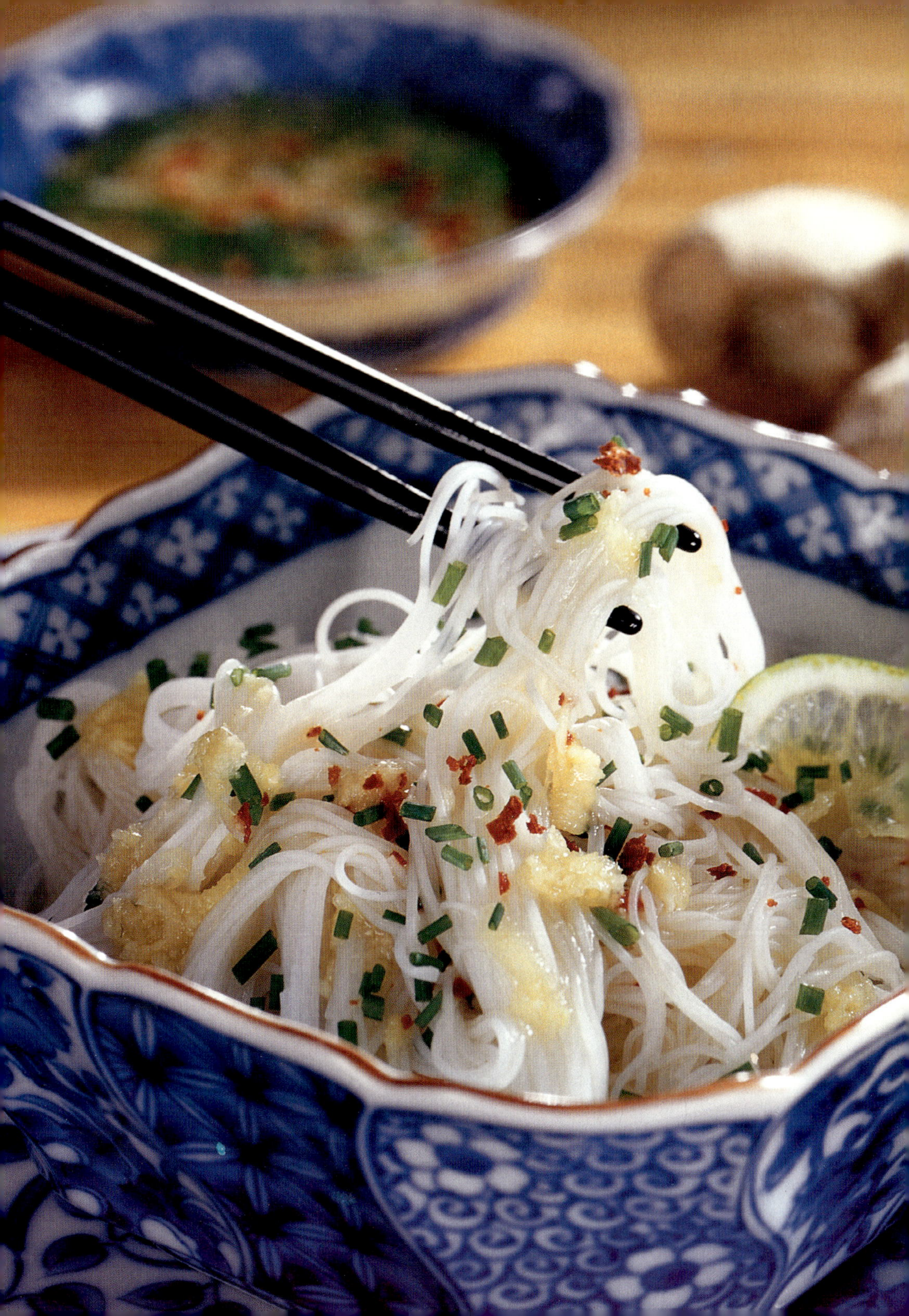

Bunter Blattsalat mit Rettich

Für 4 Portionen
Pro Portion 135 Kalorien · 2 g Eiweiß

Zubereitungszeit 45 Minuten

Für das Dressing: 2 EL weißer Balsamessig • 1 TL körniger Senf
Salz • Weißer Pfeffer aus der Mühle • 4 EL natives Olivenöl extra
Für den Salat: 1 kleiner weißer Rettich • 1 kleiner Kopf Radicchio
Je 4 Blätter Römersalat und Löwenzahn • 50 g Feldsalat
100 g kleine rosa oder weiße Champignonköpfe
2 EL gemischte gehackte Kräuter (Dill, Pimpinelle, Borretsch, Zitronenmelisse, Ananasminze)

1 Essig mit Senf, Salz und einer kräftigen Prise Pfeffer verrühren. Das Olivenöl mit einem Schneebesen darunter schlagen.

2 Den Rettich schälen und grob raspeln. Die Blattsalate putzen, waschen und trockenschleudern. Radicchio in mundgerechte Stücke teilen, Römersalat und Löwenzahn in knapp fingerbreite Streifen schneiden. Den Feldsalat nicht zerkleinern. Die Champignons putzen und halbieren.

3 Alle diese Salatzutaten mit dem Dressing in einer Schüssel mischen. Auf Portionstellern anrichten und mit den Kräutern bestreuen.

Unsere Tipps

✓ Servieren Sie zu dem Salat Baguettebrötchen mit Butter oder Hüttenkäse.

✓ Im Frühling ist das Kräuterangebot sehr reichhaltig – nutzen Sie es für Ihre Glyx-Rezepte. Kräuter sind sehr gesund: Sie helfen bei der Fettverdauung, fördern eine gesunde Darmflora, lindern Magendrücken, bringen die Verdauung in Schwung, helfen Salz sparen und – schmecken einfach toll! Die meisten Sorten gibt es im Bund oder im Töpfchen. Kerbel oder Brunnenkresse werden wie Feldsalat nach Gewicht verkauft. Ausgefallenere Kräuter wie Pimpinelle oder Borretsch bekommen Sie meist im Kräutersträußchen für »Grüne Sauce«. Und natürlich können Sie Kräuter ganz leicht selbst ziehen: im Balkonkasten, auf der Fensterbank und im Garten.

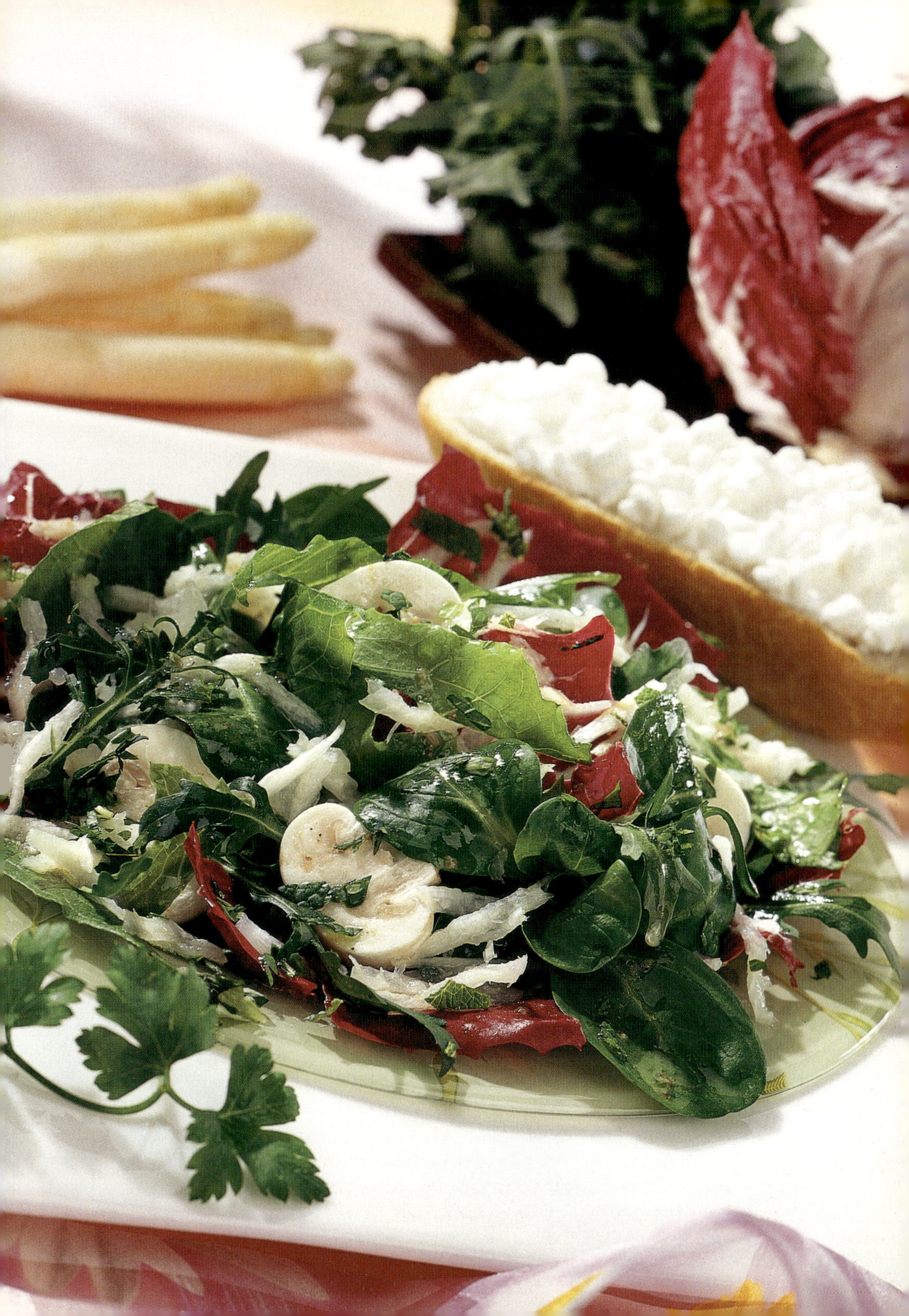

Tintenfischsalat mit Dill

Für 4 Portionen
Pro Portion 244 Kalorien · 17 g Eiweiß
Zubereitungszeit 30 Minuten

1–2 grüne Chilischoten • 400 g küchenfertiger Tintenfisch • Salz
4 EL Olivenöl • 100 ml trockener Weißwein • Saft von 1/2 Limette
1 Salatgurke • 2 Schalotten • 2 EL gehackter Dill
1 Dolde Dillblüten • Weißer Pfeffer aus der Mühle • 1 TL Zucker

1 Chilischoten waschen, von Trennwänden und Kernen befreien und fein zerkleinern. Tintenfisch kalt abspülen und trockentupfen. In reichlich kochendem Salzwasser etwa 1 Minute blanchieren und gut abtropfen lassen.

2 Das Öl in einer Pfanne erhitzen. Chilischoten und Tintenfisch darin bei mittlerer Hitze unter ständigem Rühren etwa 1 Minute braten. Herausnehmen und in eine Schüssel geben.

3 Weißwein und Limettensaft in die Pfanne geben. Den Brandfond damit loskochen und die Sauce über den Tintenfisch gießen. Den Tintenfisch leicht abkühlen lassen, bis er nur noch lauwarm ist.

4 Inzwischen die Gurke schälen, längs vierteln und quer in dünne Scheiben schneiden. Die Schalotten schälen und in feine Ringe schneiden.

5 Gurken, Schalotten, Dill und abgezupfte Dillblüten zum Tintenfisch geben und alles mischen. Den Salat mit Salz, Pfeffer und Zucker würzen.

Unsere Tipps

✓ Durch das Blanchieren bleibt der Tintenfisch beim Braten zart.

✓ Fische und Meeresfrüchte gehören zum gesunden Essen, das fröhlich stimmt und beim Abnehmen hilft. Ob man sie frisch oder tiefgekühlt zubereitet, spielt dabei keine Rolle. Die Lebensmittel aus dem Meer versorgen uns mit Eiweiß, enthalten wenig, aber sehr wertvolles Fett und liefern der Schilddrüse Jod.

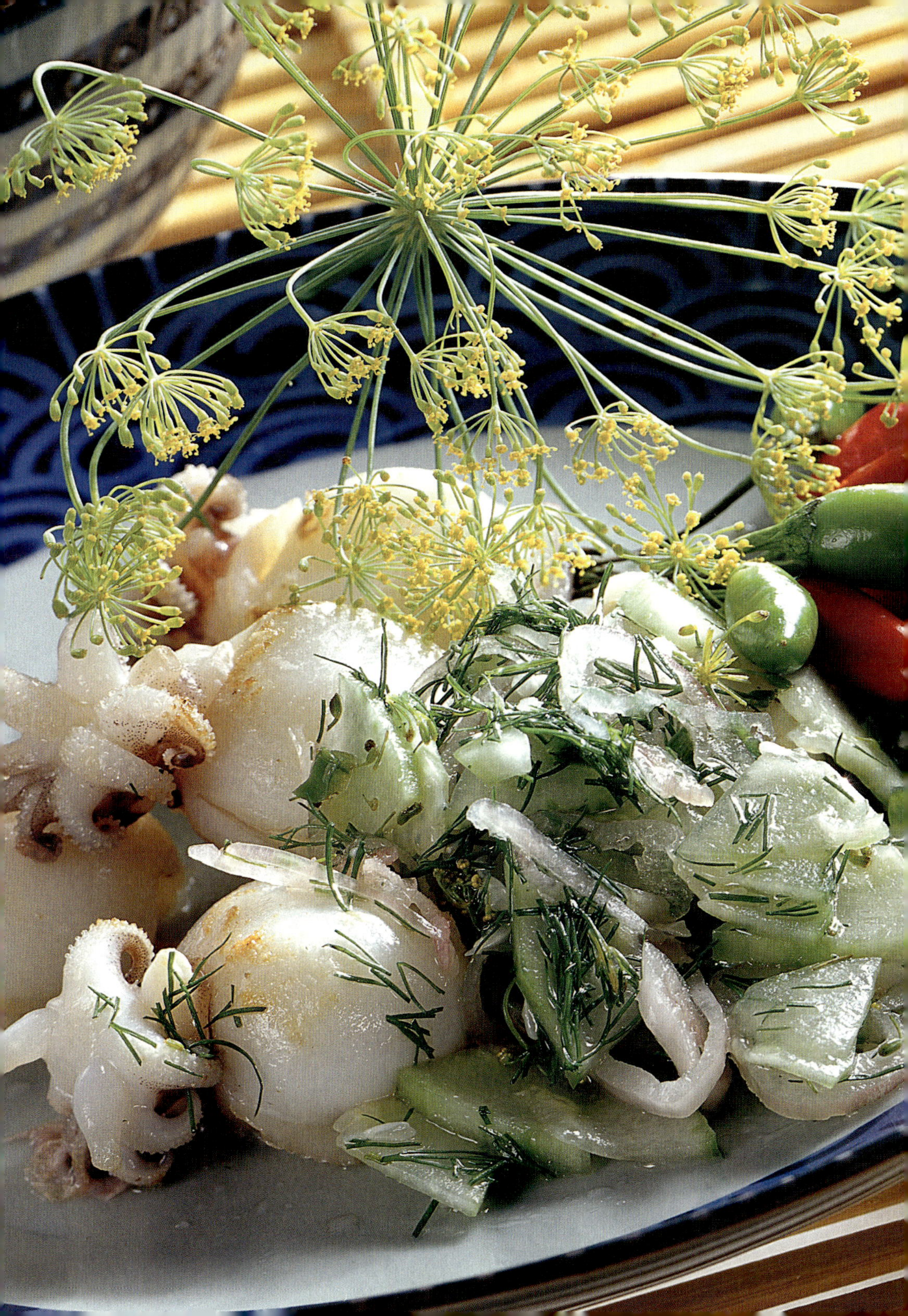

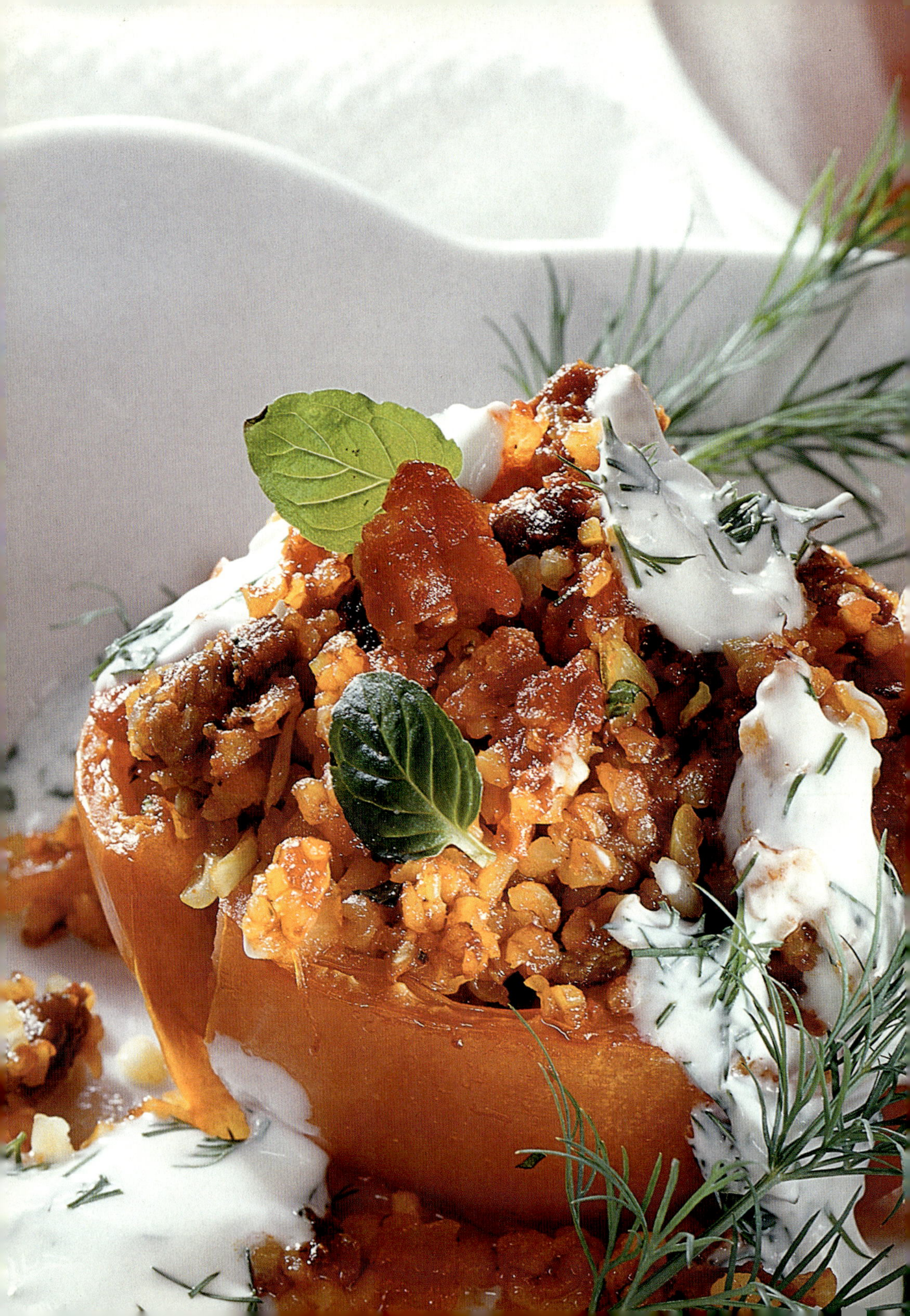

Fisch und Fleisch

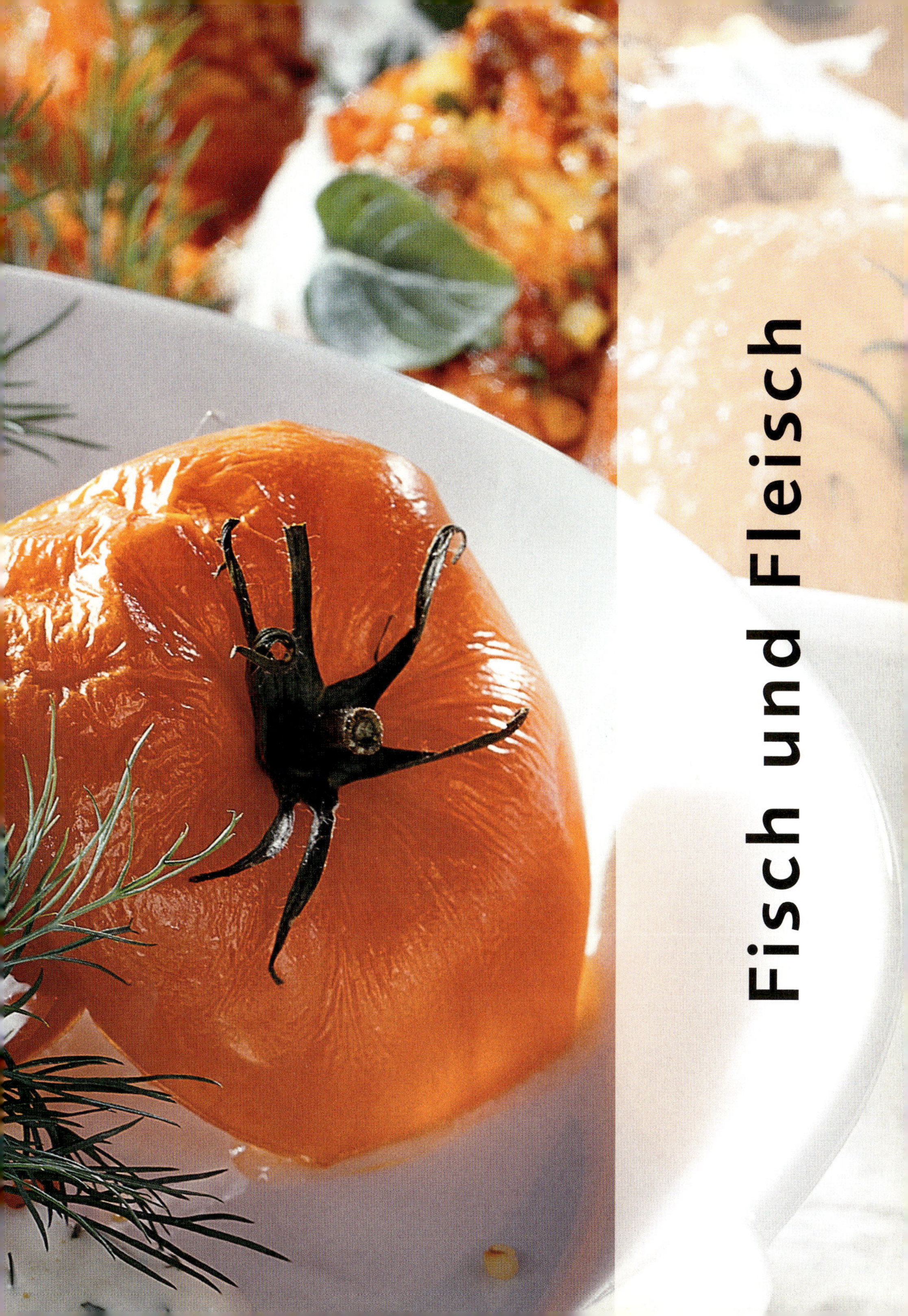

Fischtopf mit Garnelen

Für 4 Portionen
Pro Portion 273 Kalorien · 19 g Eiweiß

Zubereitungszeit 45 Minuten

100 g Riesengarnelen (ohne Kopf und Schale)
1 Seelachsfilet (etwa 200 g) • 3 EL Zitronensaft
1 kleine rote Zwiebel • 2 Knoblauchzehen • 5 Chinakohlblätter
1 Bund Lauchzwiebeln • 2 Scheiben Vollkorntoastbrot
4 EL Olivenöl • 1 EL gehackte Petersilie
1 kleine Dose gehackte Tomaten (ca. 400 g) • 1/4 l Gemüsebrühe
1/4 TL Zucker • Salz • Pfeffer aus der Mühle • 1/2 Pck. »8 Kräuter« (TK)

1 Die Garnelen halbieren, das Fischfilet in fingerbreite Streifen schneiden. Beide Zutaten mit 2 Esslöffeln Zitronensaft mischen.

2 Zwiebel und Knoblauch schälen und fein hacken. Chinakohlblätter waschen, trockentupfen und quer zur Faser in fingerbreite Streifen schneiden. Lauchzwiebeln putzen, waschen und mit dem saftigen Grün schräg in dünne Scheiben schneiden. Das Brot klein würfeln.

3 In einem Topf 1 Esslöffel Öl erhitzen. Zwiebel, Knoblauch, Chinakohl und Petersilie darin bei schwacher Hitze etwa 2 Minuten anbraten. Die Tomaten mit der Flüssigkeit, die Gemüsebrühe und den restlichen Zitronensaft zugeben, aufkochen und etwa 10 Minuten garen, bis der Chinakohl weich ist. Mit Zucker, Salz und Pfeffer würzen und warm halten.

4 In einer großen Pfanne weitere 2 Esslöffel Öl erhitzen und das Brot darin bei schwacher Hitze in etwa 3 Minuten kräftig braun und knusprig rösten. In eine vorgewärmte tiefe Platte geben.

5 Das restliche Öl in die Pfanne geben. Fisch, Garnelen und Lauchzwiebeln unter häufigem Wenden etwa 2 Minuten braten. Die Mischung mit eventuell verbliebenem Bratöl aus der Pfanne auf das Brot geben. Die Kräutermischung darüber streuen, das heiße Gemüse darüber verteilen, alles locker mischen und servieren.

Seelachs mit Gemüse

Für 4 Portionen
Pro Portion 216 Kalorien · 36 g Eiweiß

Zubereitungszeit 50 Minuten

700 g Seelachsfilet • Saft von 1 Zitrone
1 Fenchelknolle • 2 kleine Zucchini • 4 Wirsingblätter
1 große Zwiebel • 1 Knoblauchzehe • 1 EL Olivenöl • Salz
Zitronenpfeffer • Weißer Pfeffer aus der Mühle
1/2 l heißer Fischfond oder Gemüsebrühe

1 Das Fischfilet kalt abspülen und trockentupfen. Mit dem Zitronensaft beträufeln und ziehen lassen, bis die restlichen Zutaten vorbereitet sind.

2 Das Gemüse waschen, trockentupfen und zerkleinern: Die Fenchelknolle halbieren, den Strunk herausschneiden, die Hälften quer zu den Fasern in dünne Streifen schneiden. Das Fenchelgrün fein hacken. Die Zucchini in Scheiben, die Wirsingblätter in daumennagelgroße Stücke schneiden, dabei die Blattrippen entfernen. Zwiebel und Knoblauch schälen und würfeln.

3 Den Backofen auf 220 °C (Umluft 200 °C, Gas Stufe 4) vorheizen. Das Öl in einem Topf erhitzen, Zwiebel und Knoblauch darin glasig dünsten. Das Gemüse zugeben und bei starker Hitze unter Rühren 2 Minuten braten.

4 Den Fisch in eine ofenfeste Form legen, mit Salz und Zitronenpfeffer kräftig würzen. Das Gemüse außer dem Fenchelgrün darüber verteilen, mit Salz und weißem Pfeffer würzen. Die Brühe an den Seiten zugießen. Fisch und Gemüse im heißen Backofen (zweite Schiene von unten) 20 Minuten garen. Mit Fenchelgrün bestreuen und servieren.

Unsere Tipps

✓ Servieren Sie den Seelachs mit grünem Salat und kleinen neuen Kartoffeln oder 50 Gramm Parboiled-Reis pro Portion.
✓ Fischfond in 400-Milliliter-Gläsern gibt es in vielen Supermärkten, ein guter Ersatz ist Gemüsebrühe.

Fisch mit Olivensalsa

Für 4 Portionen
Pro Portion 197 Kalorien · 17 g Eiweiß

Zubereitungszeit 40 Minuten

Für die Salsa: 500 g reife, feste Tomaten • 1 kleine Zwiebel
2 Knoblauchzehen • 1 EL Tomatenmark
1 TL scharfes Paprikapulver • 2 EL Olivenöl • 1/2 unbehandelte Zitrone
200 g entsteinte grüne Oliven • 1 EL gehackte Petersilie
1 EL Obstessig • Salz • 1/4 TL Zucker
Für den Fisch: 300 g Fischfilet (Seelachs, Forelle oder Zander) • Salz
Weißer Pfeffer aus der Mühle • 1 gehäufter EL Mehl • 2 EL Olivenöl

1 Tomaten waschen, abtrocknen und klein würfeln. Zwiebel und Knoblauch schälen und fein zerkleinern. Alles in einen Topf geben, Tomatenmark, Paprikapulver und Öl hinzufügen und bei schwacher Hitze unter Rühren leicht erwärmen. In eine Schüssel geben.

2 Die Zitrone mit der Schale würfeln und die Oliven halbieren. Beides mit Petersilie und Essig zu den Tomaten geben. Die Salsa gut mischen, mit Salz und Zucker würzen.

3 Die Fischfilets kalt abspülen und trockentupfen. In etwa handbreite Stücke schneiden, mit Salz und Pfeffer würzen und in Mehl wenden. Das Öl in einer Pfanne erhitzen und den Fisch darin pro Seite 2 bis 3 Minuten bei schwacher Hitze braten. Mit etwas Salsa garniert anrichten, den Rest der Salsa dazu servieren.

Unser Tipp

Die Fischbestände haben sich drastisch reduziert, sodass nur noch Seelachs, Hering, Makrele und einige Süßwasserfische ausreichend zur Verfügung stehen. Auch bei Fischen aus Zuchtbetrieben sollte man auf Qualität achten: Preiswerte Fische müssen in drangvoller Enge leben. Besser ist es, Lachs aus kontrollierter Zucht, Forellen, Zander und Karpfen direkt beim Fischzüchter oder bei einem guten Fischhändler zu kaufen.

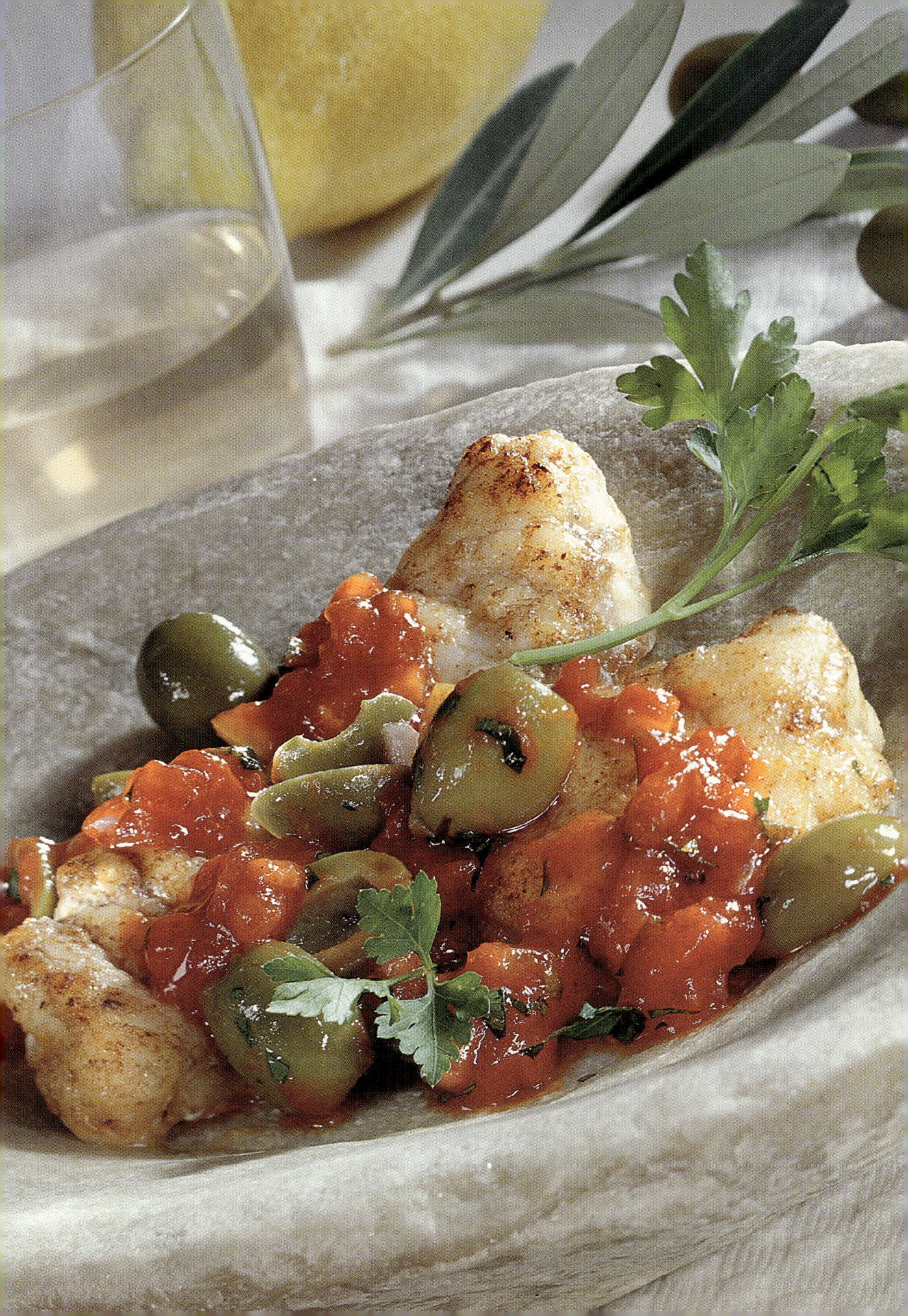

Garnelen in Safransauce

Für 4 Portionen
Pro Portion 228 Kalorien · 20 g Eiweiß

Zubereitungszeit 45 Minuten

Für die Garnelen: 8 Riesengarnelen in der Schale
1 Knoblauchzehe • 1 EL abgeriebene unbehandelte Limettenschale
Saft von 2 Limetten oder 1 Zitrone • Weißer Pfeffer aus der Mühle
1 EL Olivenöl zum Braten
Für die Sauce: 400 ml Fischfond (Glas) • 50 g Sahne
1/2 TL Safranfäden • 1 EL Butter • Salz
Weißer Pfeffer aus der Mühle • Einige Tropfen Limettensaft

1 Die Garnelen aus den Schalen lösen, am Rücken mit einem scharfen Messer einschneiden und den schwarzen Darmfaden entfernen. Garnelen kalt abpülen, trockentupfen und in eine Schüssel geben.

2 Knoblauch abziehen und zerdrücken. Mit Limettenschale, Limettensaft und Pfeffer verrühren und zugedeckt ziehen lassen, bis die Sauce fertig ist.

3 Für die Sauce den Fischfond in einen weiten Topf geben und bei starker Hitze unter Rühren auf die Hälfte einkochen. Die Sahne nach und nach zugießen und bei mittlerer Hitze unter weiterem Rühren dickflüssig einkochen.

4 Die Safranfäden zwischen den Fingern zerreiben und zugeben. Die Butter mit einem Schneebesen einrühren. Die Sauce mit Salz, Pfeffer und Limettensaft würzen und warm halten.

5 Das Öl in einer Pfanne erhitzen. Die Garnelen darin bei mittlerer bis starker Hitze pro Seite etwa 1 Minute braten, bis sie rundherum rosa sind. Mit Salz und Pfeffer würzen und mit der Sauce anrichten.

Unser Tipp

Die Saftausbeute bei Limetten ist größer, wenn Sie die Früchte nicht wie eine Zitrone halbieren, sondern längs in Schnitze teilen.

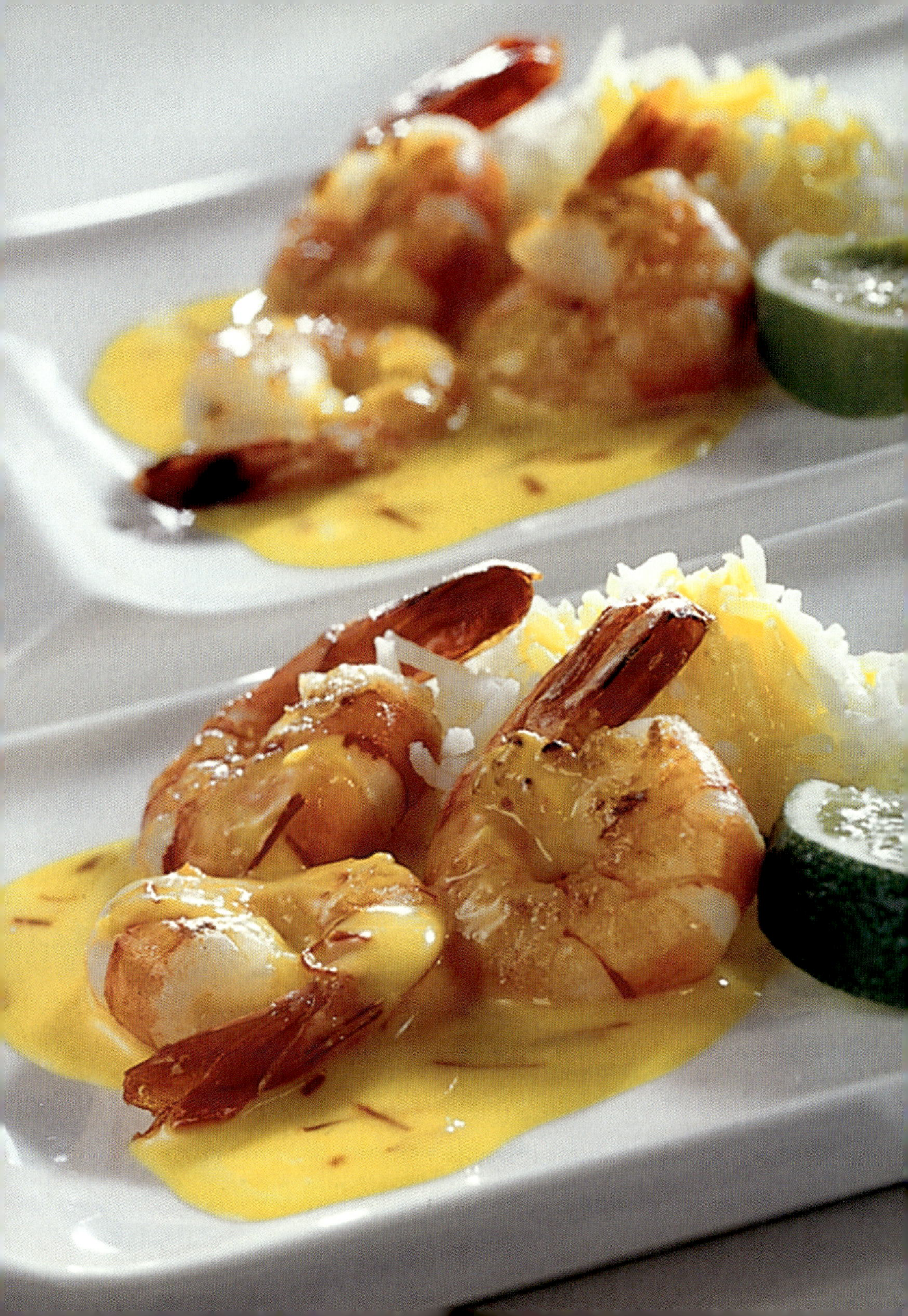

Entenbrust mit frischen Feigen

Für 4 Portionen
Pro Portion 343 Kalorien · 20 g Eiweiß

Zubereitungszeit 45 Minuten

8 frische Feigen • 4 EL Limetten- oder Zitronensaft
1 Entenbrust (ohne Knochen; etwa 340 g) • Salz
Weißer Pfeffer aus der Mühle • 2 EL Öl • 300–400 ml Geflügelfond (Glas)
1/2 TL abgeriebene unbehandelte Limetten- oder Zitronenschale

1 Die Feigen waschen, abtrocknen und der Länge nach vierteln. Mit dem Limettensaft in einer Schüssel mischen und etwa 30 Minuten ziehen lassen.

2 Die Entenbrust auf beiden Seiten mit Salz und Pfeffer würzen. Das Öl erhitzen und die Ente zuerst auf der Hautseite, dann auf der Fleischseite jeweils 2 Minuten kräftig anbraten. Zugedeckt bei mittlerer bis schwacher Hitze 10 Minuten garen. Dabei einmal wenden und Bratfond aus der Pfanne darüber gießen.

3 Den Backofengrill auf mittlere Stufe vorheizen. Das Fleisch auf eine ofenfeste Platte legen, in den Ofen schieben und 5 bis 7 Minuten grillen, bis die Haut knusprig braun und das Fett gut ausgebraten ist.

4 Die Feigen in die Pfanne mit dem Bratöl geben und bei schwacher Hitze etwa 2 Minuten dünsten. Herausnehmen und warm halten.

5 Den Fond nach und nach in die Pfanne gießen und bei starker Hitze unter Rühren dickflüssig einkochen. Limettenschale einrühren.

6 Die Entenbrust schräg in etwa 1/2 Zentimeter dicke Scheiben schneiden, mit den Feigen auf heißen Tellern anrichten und mit der Sauce umgießen.

Unsere Tipps

✓ Ohne Haut gegessen, ist das Fleisch besonders fettarm.
✓ Dazu passen grüner Salat und Parboiled-Reis mit Wildreis gemischt.

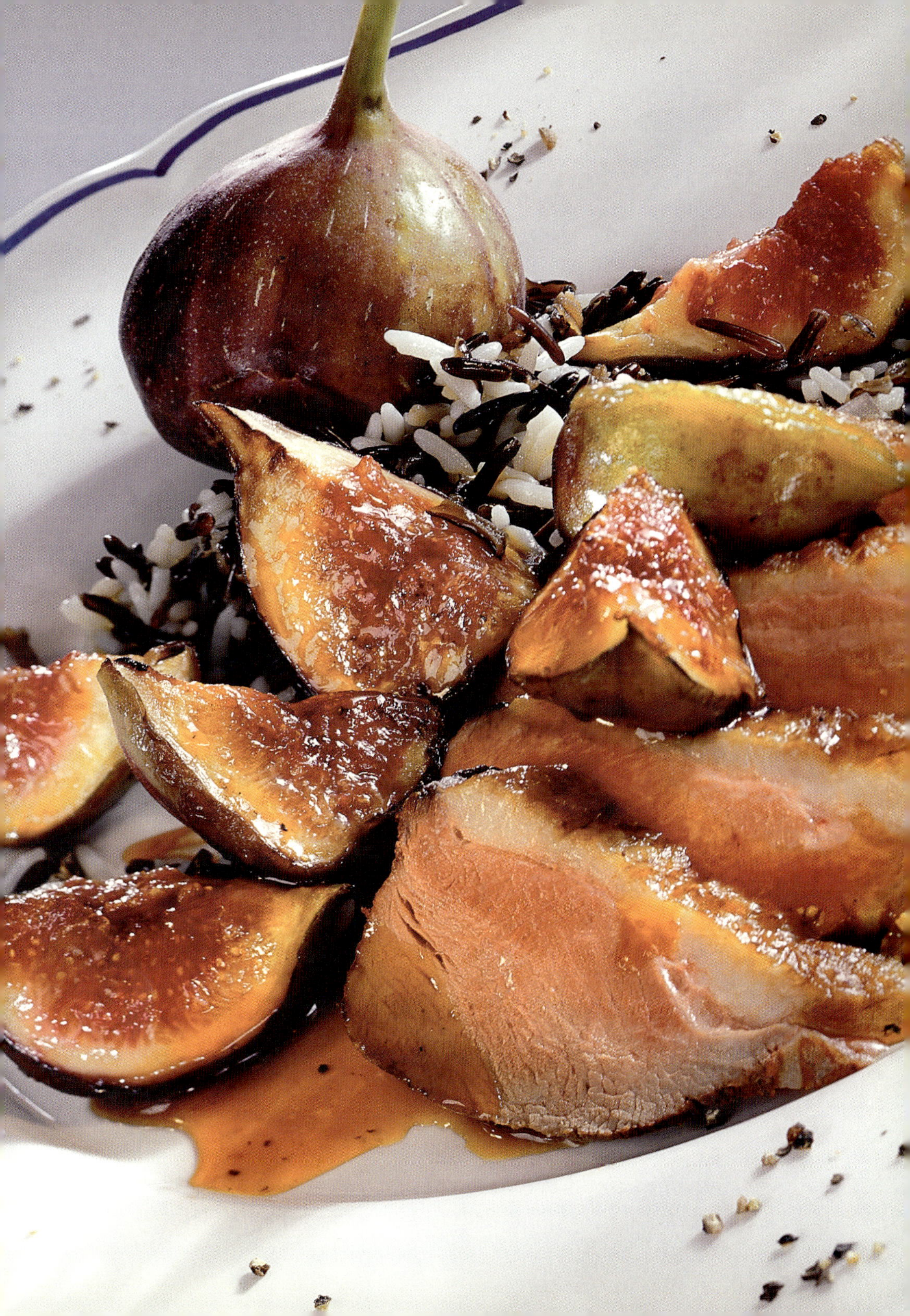

Putenspießchen mit Apfelgemüse

Für 4 Portionen
Pro Portion 255 Kalorien · 20 g Eiweiß

Zubereitungszeit 45 Minuten

Für die Putenspießchen: 1 EL Zitronensaft • 2 EL trockener Sherry
1 EL dunkle Sojasauce • 1/2 TL Ingwerpulver • Cayennepfeffer
3 EL Erdnussöl • 300 g Putenschnitzel • Salz
Für das Apfelgemüse: 4 säuerliche, saftige Äpfel (etwa 500 g)
4 Lauchzwiebeln • 1 EL gesalzene Pistazienkerne
1 EL Erdnussöl • 1 EL Meerrettich (frisch gerieben oder Glas)
1–2 EL Apfelessig • 1/2 TL Zucker
Außerdem: 1 EL gehackte Petersilie

1 Zitronensaft, Sherry, Sojasauce, Ingwerpulver, Cayennepfeffer und 1 Esslöffel Erdnussöl verrühren. Das Fleisch längs zur Faser in etwa 1/2 Zentimeter breite Streifen schneiden. Mit der Marinade mischen und zugedeckt im Kühlschrank 30 Minuten marinieren.

2 Äpfel vierteln, vom Kerngehäuse befreien, schälen und in Stücke schneiden. Lauchzwiebeln putzen, waschen und mit dem saftigen Zwiebelgrün in dünne Ringe schneiden. Pistazienkerne hacken.

3 In einer Pfanne 1 Esslöffel Erdnussöl erhitzen. Äpfel und Lauchzwiebeln darin bei starker bis mittlerer Hitze unter Rühren kräftig anbraten und zugedeckt bei schwacher Hitze etwa 3 Minuten ziehen lassen. Meerrettich, Essig und Zucker einrühren, die Pistazien untermischen und das Gemüse zugedeckt warm halten.

4 Das Fleisch abtropfen lassen, die Marinade dabei auffangen. Die Streifen ziehharmonikaförmig auf acht Spieße stecken.

5 2 Esslöffel Öl erhitzen. Die Putenspießchen darin bei starker bis mittlerer Hitze 4 Minuten braten. Die Marinade darüberträufeln, die Spießchen noch einmal wenden und salzen. Mit dem Apfelgemüse auf vorgewärmten Tellern anrichten, alles mit der Petersilie bestreuen und sofort servieren.

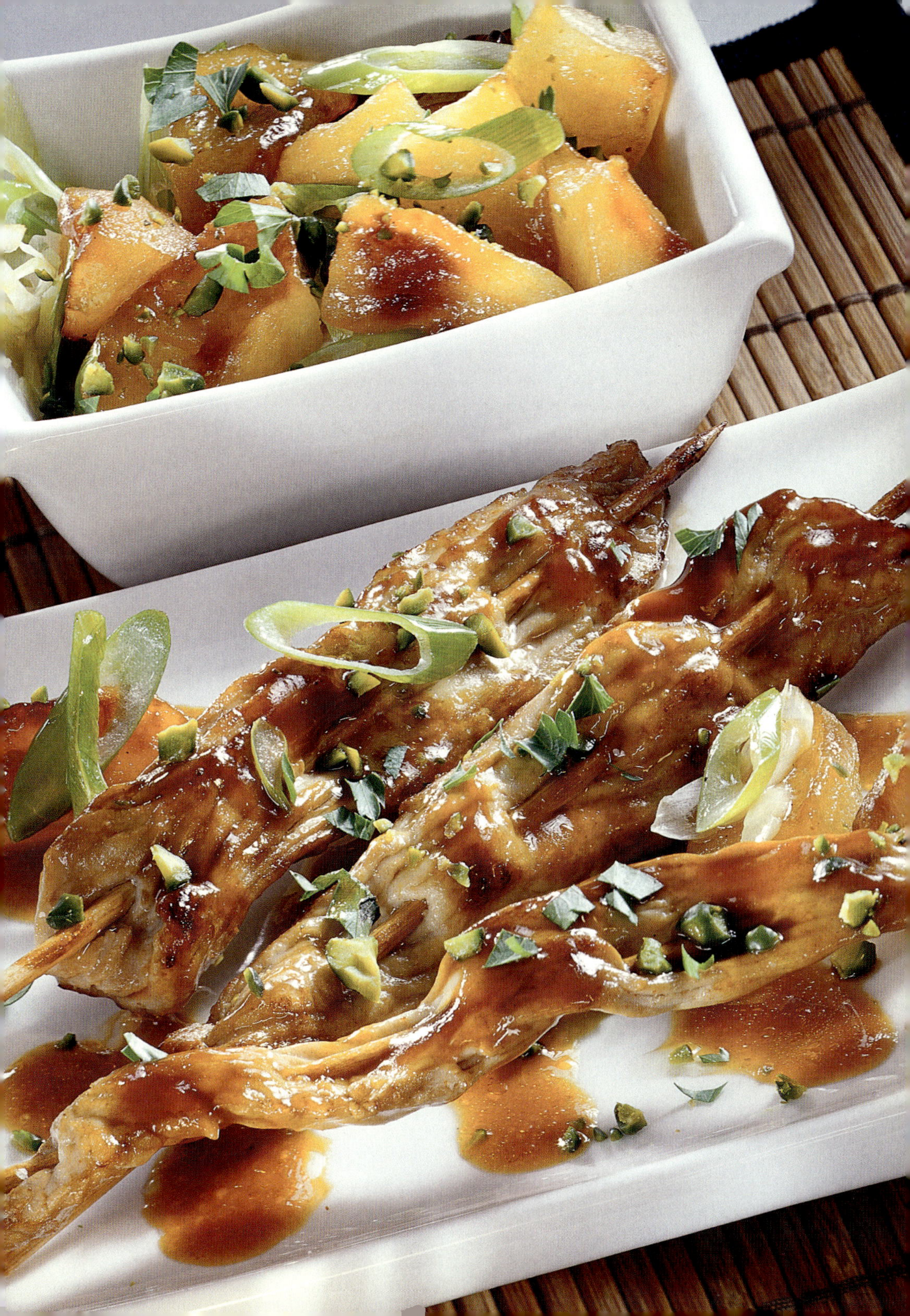

Lamm mit Gemüse

Für 4 Portionen
Pro Portion 290 Kalorien · 22 g Eiweiß

Zubereitungszeit 2 1/2 Stunden

1 Zwiebel • 2–3 Knoblauchzehen
300 g Lammschulter (ohne Knochen) • 2 EL Erdnussöl
1 EL Tomatenmark • Salz • 1 TL Paprikapulver edelsüß
1/4 l Gemüsebrühe (instant) • 80 g Rosinen
300 g Weißkohl- oder Spitzkohlblätter • 200 g grüne Bohnen
300 g Brokkoli • 200 g Spinat • 2 reife Tomaten

1 Zwiebel und Knoblauch schälen und fein zerkleinern. Das Fleisch würfeln. 1 Esslöffel Öl erhitzen und das Fleisch darin bei starker Hitze rundherum braun anbraten. Zwiebel und Knoblauch zugeben und bei mittlerer Hitze anbraten. Tomatenmark, Salz und Paprika unterrühren. Die Brühe zugießen, aufkochen und das Fleisch zugedeckt bei schwacher Hitze in etwa 2 Stunden sehr weich schmoren.

2 Die Rosinen in 1/8 Liter Wasser einweichen. Das Gemüse waschen bzw. schälen und getrennt zerkleinern: Kohlblätter und grüne Bohnen in etwa 2 Zentimeter breite Stücke schneiden. Den Brokkoli in Röschen und Stiele teilen, die Stiele schälen. Den Spinat verlesen. Die Tomaten mit kochendem Wasser überbrühen, abziehen und achteln.

3 Das restliche Öl in einer Pfanne erhitzen. Die grünen Bohnen darin bei starker Hitze unter Rühren 3 Minuten anbraten. Zum Fleisch geben, aufkochen und zugedeckt bei mittlerer Hitze 10 bis 15 Minuten garen, bis sie fast weich sind. Kohl, Brokkoli, Spinat, Tomaten und Rosinen zum Fleisch geben. Alles einmal aufkochen und weitere 5 Minuten garen, bis Kohl und Brokkoli gerade eben weich sind. Mit Salz abschmecken und sofort servieren.

Unser Tipp

Servieren Sie dazu pro Portion 50 Gramm Instant-Couscous, nach Packungsaufschrift mit Butter und Öl zubereitet.

Kaninchenkeulen mit Kichererbsen

Für 4 Portionen
Pro Portion 354 Kalorien · 41 g Eiweiß

Zubereitungszeit 1 1/2 Stunden

4 Kaninchenkeulen (à ca. 180 g) • Salz • Pfeffer aus der Mühle
2 große Tomaten • 1 EL Olivenöl • 3 Knoblauchzehen
1–2 TL getrocknete Kräuter der Provence
Abgeriebene Schale von 1 unbehandelten Orange • 1/8 l Orangensaft
1 kleine Dose Kichererbsen (etwa 400 g)
Cayennepfeffer • 2 EL gehackte Petersilie

1 Die Kaninchenkeulen kalt abspülen und trockentupfen. Rundherum mit Salz und Pfeffer würzen. Die Tomaten waschen, abtrocknen, klein würfeln und dabei die Stielansätze entfernen.

2 Das Öl in einem großen Bräter erhitzen und die Keulen darin bei mittlerer Hitze rundherum kräftig braun anbraten. Den Knoblauch schälen, durch die Presse dazudrücken und kurz anbraten.

3 Tomaten, Kräuter, Orangenschale und Saft zugeben und unter Rühren einmal aufkochen. Die Keulen zugedeckt bei schwacher Hitze in etwa 1 Stunde weich schmoren.

4 Die Kichererbsen abgießen, kalt abspülen und abtropfen lassen. Die Keulen herausnehmen, das Fleisch von den Knochen lösen und mit den Kichererbsen wieder in den Topf geben. Weitere 10 Minuten schmoren. Mit Salz und Cayennepfeffer abschmecken und mit der Petersilie bestreut servieren.

Unser Tipp

Essen Sie Tomaten möglichst oft mit Schale und Kernen – was so oft weggeworfen wird, ist nämlich fast noch gesünder als das reine Fruchtfleisch. Der Gehalt an zellschützenden Flavonoiden ist in der Schale bis zu 500-mal so hoch, das meiste Vitamin C sitzt im weichen Fleisch zwischen den Kernen, und guten »Ballast« bekommen Sie ebenfalls mit Schale und Kernen.

Gefüllte Tomaten mit Lamm

Für 4 Portionen
Pro Portion 190 Kalorien · 13 g Eiweiß

Zubereitungszeit 1 Stunde 10 Minuten
Foto ➛ Seite 46/47

200 g Lammkeule (ohne Knochen) • 1 mittelgroße Zwiebel
1 Knoblauchzehe • 2 EL Olivenöl • 2 EL Tomatenmark
1 TL abgeriebene unbehandelte Zitronenschale
$^{1}/_{2}$ TL Pfefferminztee (Beutel) • Salz • Pfeffer aus der Mühle
1 große Msp. Zimt • $^{1}/_{8}$ l Brühe
4 große Fleischtomaten • 50 g Bulgur

1 Das Lamm in Würfel etwa von der Größe des kleinen Fingernagels schneiden. Zwiebel und Knoblauch schälen und fein zerkleinern. 2 Esslöffel Öl erhitzen, darin Zwiebel und Knoblauch glasig dünsten.

2 Fleisch zugeben und bei starker Hitze unter Rühren kräftig bräunen. Tomatenmark unterrühren, mit Zitronenschale, zerriebenem Pfefferminztee, Salz, Pfeffer und Zimt würzen. Brühe zugeben und den Bratfond damit losrühren. Zugedeckt bei schwacher Hitze etwa 30 Minuten schmoren.

3 Den Backofen auf 200 °C (Umluft 180 °C, Gas Stufe 3) vorheizen. Die Tomaten waschen, abtrocknen und quer halbieren. Das Fruchtfleisch mit einem Esslöffel herausholen und in eine Schüssel geben. Die Tomatenhälften nebeneinander in eine flache Gratinform setzen, mit Salz und reichlich Pfeffer würzen.

4 Das Tomatenfleisch mit einer Gabel zerdrücken. Bulgur und Lammfleisch mit dem Schmorsud zugeben, alles mischen und in den Tomaten verteilen. Restliches Öl darüberträufeln. Die Tomaten in den Backofen schieben und etwa 20 Minuten backen, bis die Füllung leicht gebräunt ist.

Unser Tipp

Dazu schmeckt eine Sauce aus schaumig geschlagenem Jogurt mit reichlich gehacktem Dill, Salz, grobem Pfeffer und 1 Prise Zucker.

Honighähnchen mit buntem Gemüse

Für 4 Portionen
Pro Portion 250 Kalorien · 15 g Eiweiß

Zubereitungszeit 35 Minuten

Für das Hähnchen: 1 EL Honig • 3 EL Orangensaft • 1 EL Erdnussöl
200 g Hähnchenbrustfilet • 1 Knoblauchzehe
Für das Gemüse: 200 g feste Champignons mit geschlossenen Köpfen
200 g Schalotten • 1 unbehandelte Orange • 1 kleine Zitrone
100 ml Gemüsebrühe • 5 EL weißer Balsamessig • 1 EL Olivenöl
100 g Cocktailtomaten • Salz • Pfeffer aus der Mühle
1–2 EL gehackte Petersilie

1 Honig mit Orangensaft und Erdnussöl verrühren. Fleisch waschen, trockentupfen, in etwa fingerbreite Streifen schneiden und mit der Marinade mischen. Knoblauch schälen und durch die Presse dazu drücken. Alles mischen und im Kühlschrank ziehen lassen, bis das Gemüse zubereitet ist.

2 Pilze säubern, Schalotten schälen. Beide Zutaten in eine Schüssel geben. Die Orange waschen und abtrocknen. Ein etwa 5 Zentimeter langes Stück Schale dünn abschneiden und ganz fein hacken. Den Saft der Orange und der Zitrone auspressen. Alles zusammen mit Gemüsebrühe und Balsamessig zum Gemüse geben. Mischen und zugedeckt 15 Minuten ziehen lassen.

3 Das Gemüse abgießen, die Marinade auffangen. Olivenöl in einer großen Pfanne erhitzen, darin das Gemüse bei starker Hitze rundherum kräftig anbraten. Zugedeckt bei schwacher Hitze etwa 10 Minuten garen.

4 Die Pfanne vom Herd nehmen, aufgefangene Marinade zugießen und den Bratfond damit lösen. Cocktailtomaten waschen, halbieren und zum Gemüse geben. Salzen, pfeffern und auf einer tiefen Platte anrichten.

5 Die Pfanne spülen und trocknen, das Fleisch darin bei stärkster Hitze unter Rühren etwa 30 Sekunden braten. Bei mittlerer Hitze weitere 4 bis 5 Minuten braten, bis es durchgegart ist. Das Fleisch auf dem Gemüse anrichten und mit der Petersilie bestreuen.

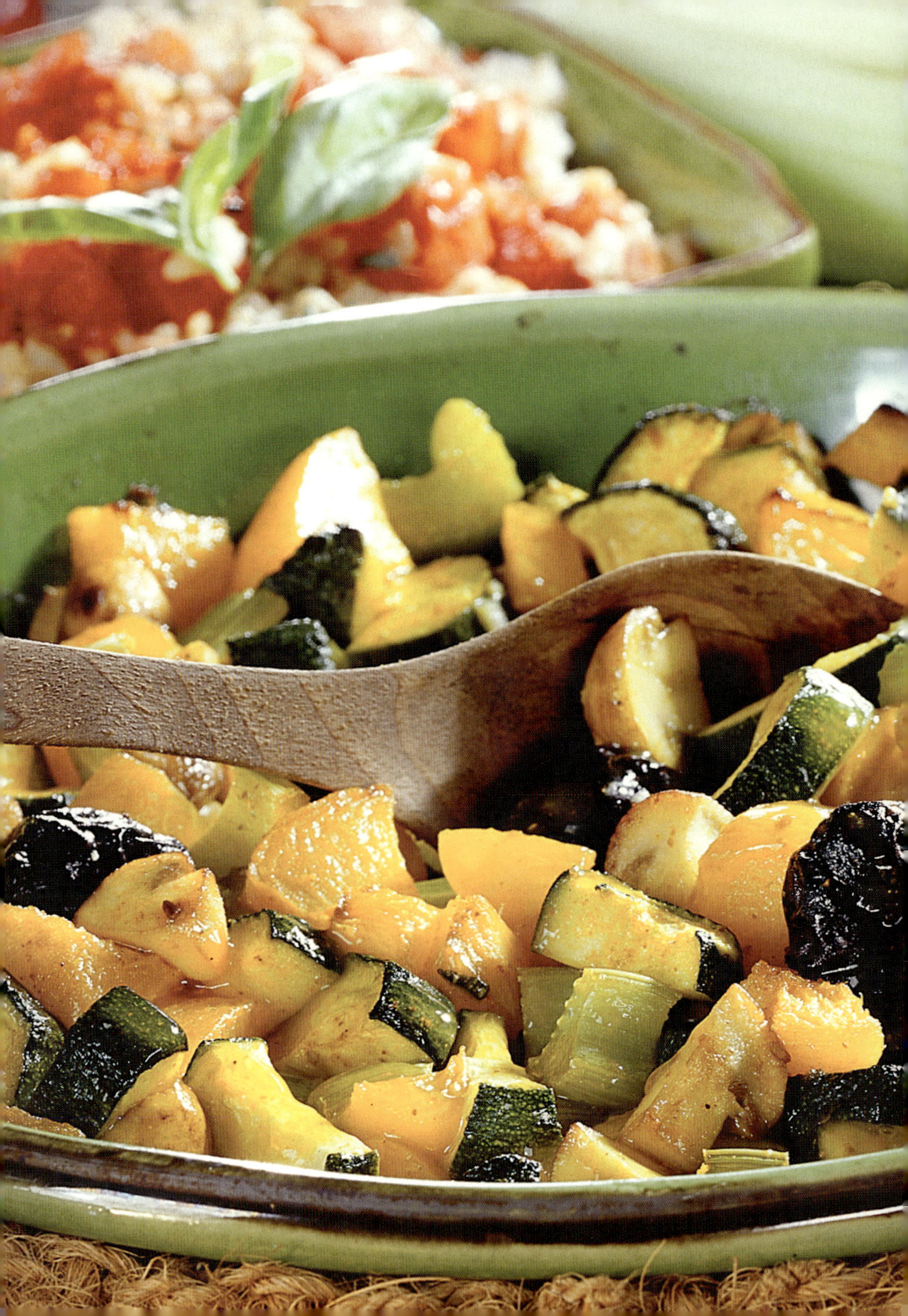

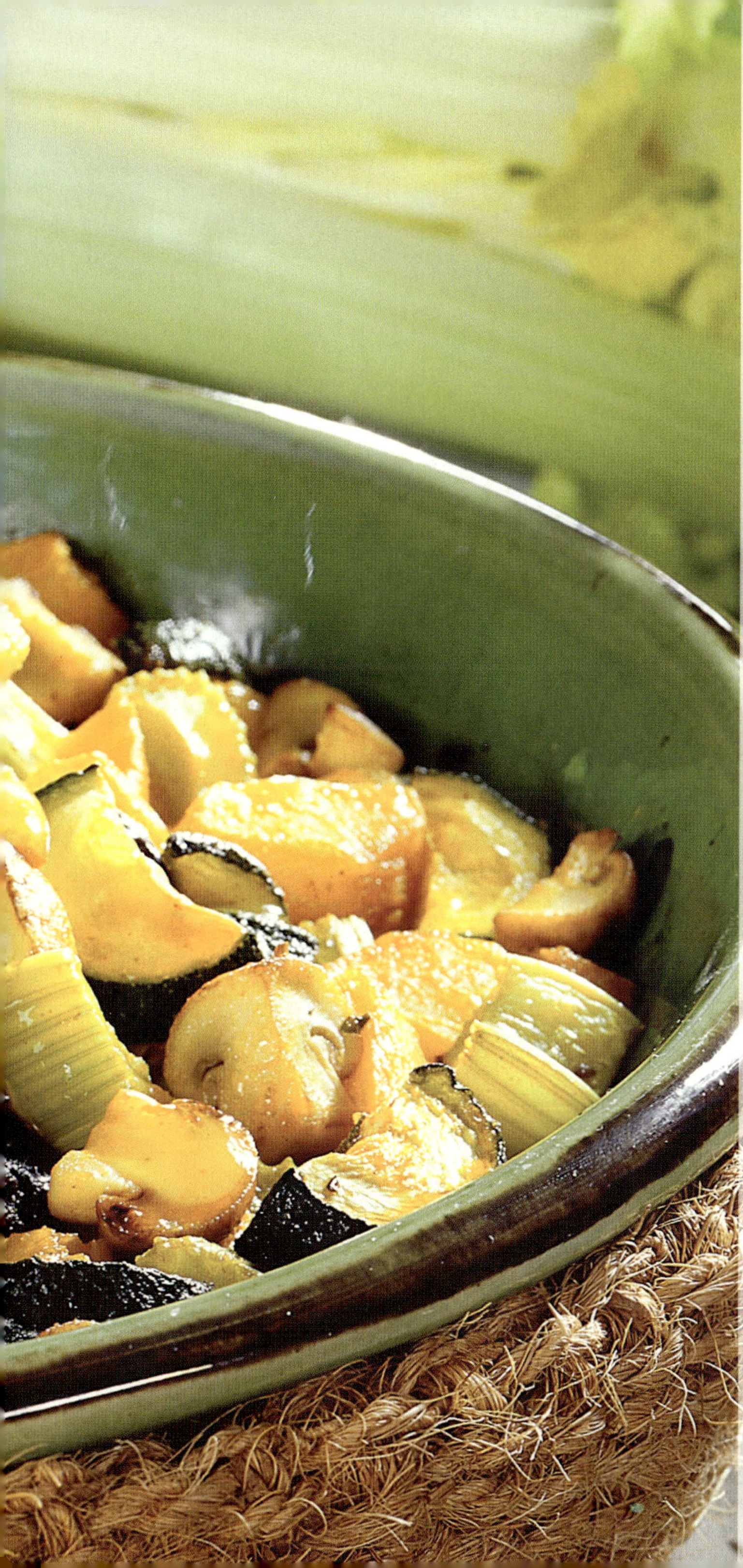

Hauptsache Gemüse

Süßscharfes Backofen-Gemüse mit Tomatenreis

Für 4 Portionen
Pro Portion 310 Kalorien · 6 g Eiweiß

Zubereitungszeit 1 Stunde 10 Minuten
Foto ➤ Seite 62/63

Für das Gemüse: 100 g Selleriestangen • 2 kleine Zucchini
100 g kleine feste Champignons • 4 Schalotten • 1 Pfirsich
2 Aprikosen • 4 getrocknete Soft-Pflaumen • 1/2 TL Currypulver
1 EL Fruchtzucker • 5 EL Apfelessig • 2 EL Olivenöl
Für den Reis: 2 Kochbeutel Naturreis • 3 mittelgroße Tomaten
1 Knoblauchzehe • 1 EL Olivenöl • 1/2 Pck. »8 Kräuter« (TK)
2 EL Crème fraîche • Salz • Pfeffer aus der Mühle

1 Sellerie und Zucchini waschen, trockentupfen und in kleine Stücke schneiden. Champignons säubern, Schalotten schälen und halbieren. Pfirsich und Aprikosen mit kochendem Wasser übergießen, abziehen, halbieren, entsteinen und grob würfeln.

2 Alle diese Zutaten und die Soft-Pflaumen in einer Gratinform mit Currypulver, Fruchtzucker, Essig und Öl mischen und 30 Minuten ziehen lassen.

3 Nach ca. 20 Minuten den Backofen auf 220 °C (Umluft 200 °C, Gas Stufe 4) vorheizen. Den Naturreis aufsetzen und nach Packungsaufschrift etwa 25 Minuten garen.

4 Die Form in den Ofen stellen und das Gemüse 20 Minuten backen, bis es goldbraun, aber noch bissfest ist, dabei ein- bis zweimal wenden.

5 Inzwischen für den Reis die Tomaten waschen, abtrocknen und klein würfeln. Den Knoblauch schälen und fein zerkleinern.

6 Das Öl in einer Pfanne erhitzen, darin den Knoblauch glasig dünsten. Tomaten zugeben und bei starker Hitze kräftig aufkochen. Kräuter und Crème fraîche untermischen. Den Reis etwas abtropfen lassen, aus dem Kochbeutel zugeben und alles locker mischen. Mit Salz und Pfeffer würzen und zum Gemüse servieren.

Endivienröllchen mit Salat

Für 4 Portionen
Pro Portion 308 Kalorien · 15 g Eiweiß

Zubereitungszeit 1 Stunde

Für die Röllchen: 100 g Vollkorntoastbrot • 5 EL heiße Milch
3 Tomaten • 200 g fettarmer Frischkäse (20 %) • 2 Eier • Salz
Pfeffer aus der Mühle • 1 Kopf Endiviensalat • 1 Zwiebel
1 EL Rapsöl • 100 ml Gemüsebrühe
Für den Salat: 1 Orange • Pfeffer aus der Mühle • 2 EL Apfelessig
3 EL Rapsöl • 1/2 Pck. Salatkräuter (TK)

1 Das Brot zerkleinern und in einer Schüssel mit der heißen Milch mischen. Tomaten waschen, abtrocknen und längs halbieren. Die Kerne mit dem inneren Fruchtfleisch herausholen und auf einen Teller geben.

2 Für die Füllung die Tomatenhälften grob zerkleinern und zum eingeweichten Brot geben. Die halbe Menge Frischkäse zufügen und alles mit dem Stabmixer pürieren. Die Eier untermischen, mit Salz und Pfeffer würzen.

3 Endiviensalat putzen, in die einzelnen Blätter teilen, waschen und trockentupfen. Acht große Blätter mit der Füllung belegen, aufrollen und mit Küchengarn umwickeln. Den Rest der Blätter für den Salat fein zerkleinern. Die Zwiebel schälen und klein würfeln.

4 Öl in einem Schmortopf erhitzen. Zwiebeln darin bei schwacher Hitze glasig dünsten. Tomatenkerne mit Fruchtfleisch und die Brühe zugeben. Die Endivienröllchen darauf legen, den restlichen Frischkäse in Flöckchen darauf setzen. Alles mit Salz und Pfeffer würzen, aufkochen und dann zugedeckt bei schwacher Hitze 15 Minuten dünsten.

5 Für den Salat die Orange schälen, würfeln und mit dem ausgetretenen Saft in eine Schüssel geben. Den zerkleinerten Endiviensalat, 3 Esslöffel Schmorsud der Röllchen, groben Pfeffer, Essig, Öl und Kräuter zufügen. Den Salat mischen, auf Portionstellern anrichten und mit den fertigen Endivienröllchen servieren.

Indische Brote mit Linsen

Für 12 Stück
Zubereitungszeit 1 Stunde 30 Minuten
Pro Stück 292 Kalorien · 11 g Eiweiß

Für den Teig: 600 g Weizenvollkornmehl • Salz
125 g saure Sahne • 70 g Halbfettmargarine
Für die Füllung: 1 Zwiebel • 1 Knoblauchzehe • 1 TL Erdnussöl
2 EL Currypulver • 1/2 TL Cayennepfeffer • 200 g rote Linsen
1/4 l Gemüsebrühe (instant) • 400 g Tomaten
1 Pck. Salatkräuter (TK) • 2 EL Zitronensaft
Außerdem: 3 EL Kaffeesahne (10 %)

1 Mehl mit Salz in einer Schüssel vermischen. Saure Sahne, Margarine und 200 Milliliter kaltes Wasser zugeben und verrühren, bis der Teig zusammenhält. Mit den Händen durchkneten, bis der Teig glatt und geschmeidig ist. Zu einem Kloß formen, in eine Schüssel legen und ein feuchtes Küchentuch über die Schüssel breiten. Bei Zimmertemperatur ruhen lassen, bis die Füllung zubereitet ist.

2 Zwiebel und Knoblauch schälen und fein hacken. Das Öl erhitzen, Zwiebel und Knoblauch darin glasig dünsten. Curry und Cayennepfeffer, Linsen und Gemüsebrühe untermischen, aufkochen und zugedeckt bei schwacher Hitze 15 Minuten garen.

3 Die Tomaten waschen, abtrocknen und klein würfeln. Zu den Linsen geben, aufkochen und zugedeckt bei schwacher Hitze weitere 10 Minuten garen. Vom Herd nehmen und etwas abkühlen lassen, dann die Kräuter mit dem Zitronensaft untermischen.

4 Den Backofen auf 180 °C (Umluft 160 °C, Gas Stufe 2) vorheizen. Den Teig in zwölf Stücke teilen. Die Stücke auf wenig Mehl dünn ausrollen, mit Füllung belegen und wie Briefkuverts zusammenfalten. Die Brote auf mit Backpapier belegte Bleche legen und mit der Kaffeesahne bestreichen. Etwa 30 Minuten backen, bis sie schön gebräunt sind. Die Brote herausnehmen und nach Belieben warm servieren oder einige Zeit abkühlen lassen.

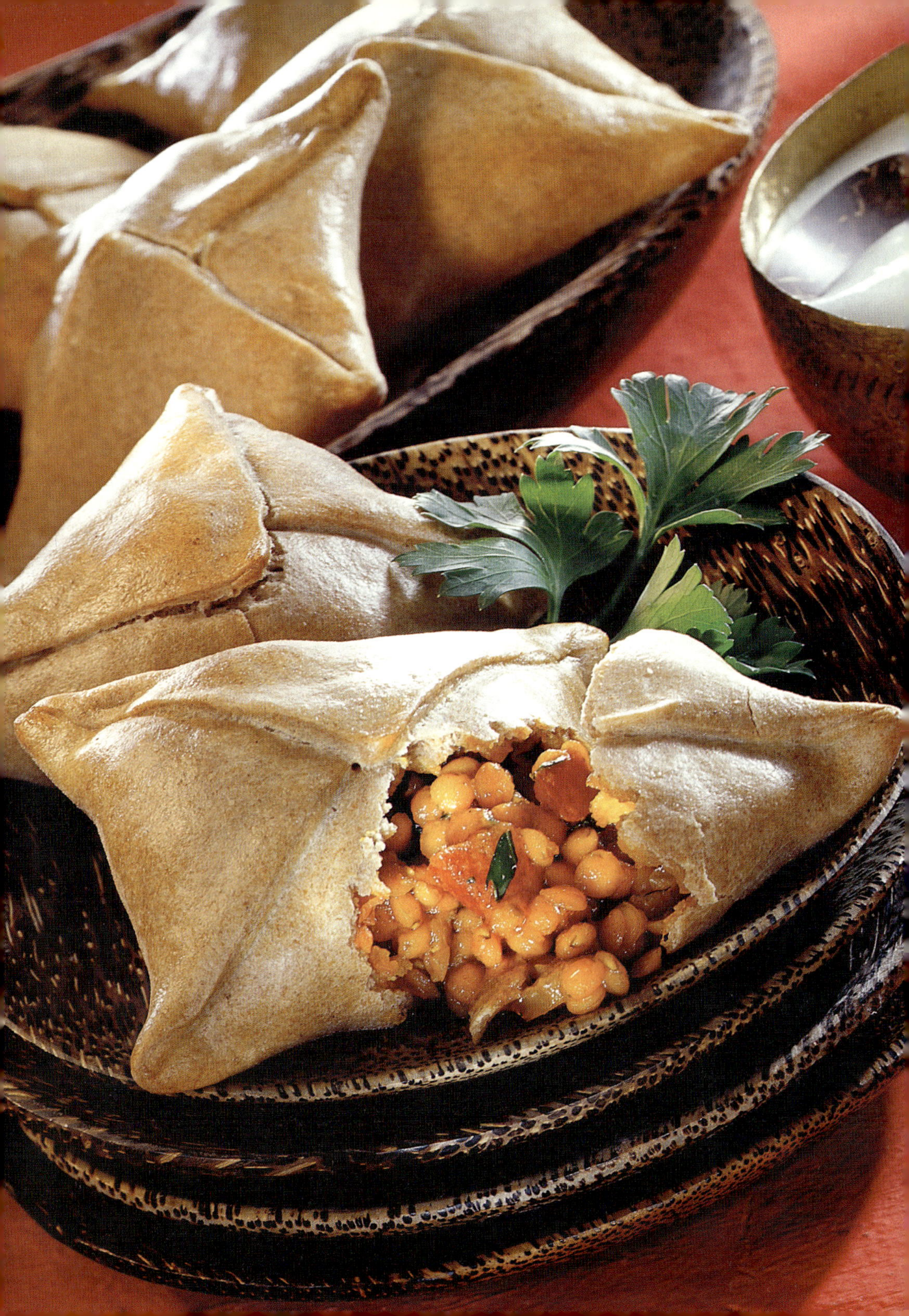

Auberginen in Kokosmilch

Für 4 Portionen
Pro Portion 81 Kalorien · 2 g Eiweiß
Zubereitungszeit 1 Stunde

400 g schlanke Auberginen • 300 g Tomaten • 1 große Zwiebel
2 Knoblauchzehen • 200 ml ungesüßte Kokosmilch (Dose)
100 ml Gemüsebrühe (instant) • 1 EL Zitronensaft
je 1 TL Curry- und Ingwerpulver • 4 EL Erdnussöl • Salz
1 Prise Cayennepfeffer

1 Auberginen waschen, abtrocknen, vom Stielansatz befreien und längs halbieren. Die Hälften in etwa fingerdicke Scheiben schneiden. Tomaten waschen, würfeln und dabei die Stielansätze entfernen. Zwiebel und Knoblauch schälen und fein hacken. Kokosmilch mit Brühe, Zitronensaft, Curry und Ingwer verrühren.

2 Etwas Öl in einer großen Pfanne erhitzen. Die Auberginenscheiben portionsweise darin bei schwacher Hitze auf beiden Seiten braten, bis sie gebräunt und halb weich sind. Dafür immer wieder etwas Öl zugeben. Auberginen herausnehmen und beiseite stellen.

3 Zum Schluss Zwiebel und Knoblauch ins Bratöl geben und bei schwacher Hitze unter Rühren leicht bräunen.

4 Die Auberginen auf die Zwiebelmischung geben, die Tomaten darüber verteilen und salzen. Die Kokosmilch darüber gießen. Aufkochen und zugedeckt bei schwacher Hitze etwa 10 Minuten garen. Cayennepfeffer zugeben und servieren.

Unser Tipp

Dazu passen 50 Gramm Naturreis pro Portion. Oder »Papadams«, das sind Linsenfladen zum Aufbacken aus dem Asienshop. Die Fladen wie auf der Verpackung angegeben in einer Pfanne mit heißem Öl etwa 5 Sekunden pro Seite backen.

Dinkel mit grünem Spargel und Zuckerschoten

Für 4 Portionen
Pro Portion 233 Kalorien · 8 g Eiweiß

Zubereitungszeit 35 Minuten

1 kleine Zwiebel • 500 g grüner Spargel • 300 g Zuckerschoten
2 Kochbeutel vorgegarte Dinkelkörner • 1 EL Butter • 1 EL Olivenöl
5 EL Gemüse- oder Fleischbrühe • 100 g Schmand • Salz
Weißer Pfeffer aus der Mühle • 1 EL gehackte Petersilie

1 Die Zwiebel schälen und fein zerkleinern. Den Spargel schälen, waschen und in etwa 1 Zentimeter lange Stücke schneiden. Dabei die holzigen Stielenden entfernen. Die Spargelköpfe beiseite legen. Die Zuckerschoten waschen und putzen.

2 Den Dinkel nach Packungsaufschrift zubereiten. Inzwischen Butter und Öl in einer großen Pfanne erhitzen. Zwiebel und Spargelstücke (ohne die Köpfe) darin bei mittlerer Hitze kräftig anbraten, bis der Spargel leicht gebräunt ist. Die Brühe zugeben und den Spargel zugedeckt bei mittlerer bis schwacher Hitze 5 Minuten garen.

3 Spargelköpfe und Zuckerschoten zugeben und alles bei mittlerer Hitze in etwa 5 Minuten bissfest garen. Den Schmand unterrühren.

4 Den Dinkel kurz abtropfen lassen und aus dem Kochbeutel zum Gemüse geben. Alles mit einer Gabel locker mischen. Mit Salz und Pfeffer würzen und mit der Petersilie bestreut servieren.

Unser Tipp

Vorgegarten Dinkel und Weizen gibt es wie Reis im Kochbeutel zu kaufen. Dinkel aus dem Reformhaus braucht zum Garen etwa 30 Minuten; Einweichen und Quellen entfällt. Weizen aus dem Supermarkt ist in 10 Minuten servierfertig. Außerdem bekommen Sie bereits gegarten Weizen, den Sie in diesem Rezept direkt aus der Packung bei Punkt 3 zugeben und mitschmoren können.

Nudeln mit Tomatensauce und Schafskäse

Für 4 Portionen
Pro Portion 380 Kalorien · 17 g Eiweiß

Zubereitungszeit 30 Minuten

800 g reife Tomaten • 1 große Zwiebel • 2 Knoblauchzehen
1 EL Olivenöl • 2 EL Tomatenmark • Salz • 1 Prise Zucker
Schwarzer Pfeffer aus der Mühle • 200 g Casarecce
1 Bund Basilikum • 200 g weicher Schafskäse (Feta)

1 Tomaten waschen, klein würfeln und dabei die Stielansätze entfernen. Zwiebel und Knoblauch schälen und fein zerkleinern.

2 In einer großen Pfanne das Öl erhitzen. Zwiebel und Knoblauch hineingeben und bei schwacher Hitze glasig dünsten. Tomaten und Tomatenmark zugeben und unter Rühren etwa 3 Minuten schmoren. Zugedeckt bei schwacher Hitze 20 Minuten garen. Zum Schluss die Sauce mit Salz, Zucker und Pfeffer würzen.

3 Die Nudeln in reichlich Salzwasser kochen; dabei die auf der Packung angegebene Garzeit um 2 Minuten verkürzen.

4 Basilikum waschen, trockentupfen, die Blättchen abzupfen und fein zerkleinern. Schafskäse mit einer Gabel fein zerbröckeln.

5 Nudeln abgießen, kurz abtropfen lassen und in eine große vorgewärmte Schüssel geben. Die heißen Tomaten und die halbe Menge Basilikum zufügen und alles mischen. Auf Portionstellern verteilen, den Schafskäse und das restliche Basilikum darauf anrichten.

Unser Tipp

Casarecce sind gebogene, ineinander verflochtene Nudeln, die dicke Saucen besonders gut aufnehmen. Man bekommt sie in vielen Supermärkten. Alternativ können Sie auch normale Penne oder Spiralnudeln verwenden. Achten Sie aber darauf, Nudeln aus Hartweizengrieß zu nehmen.

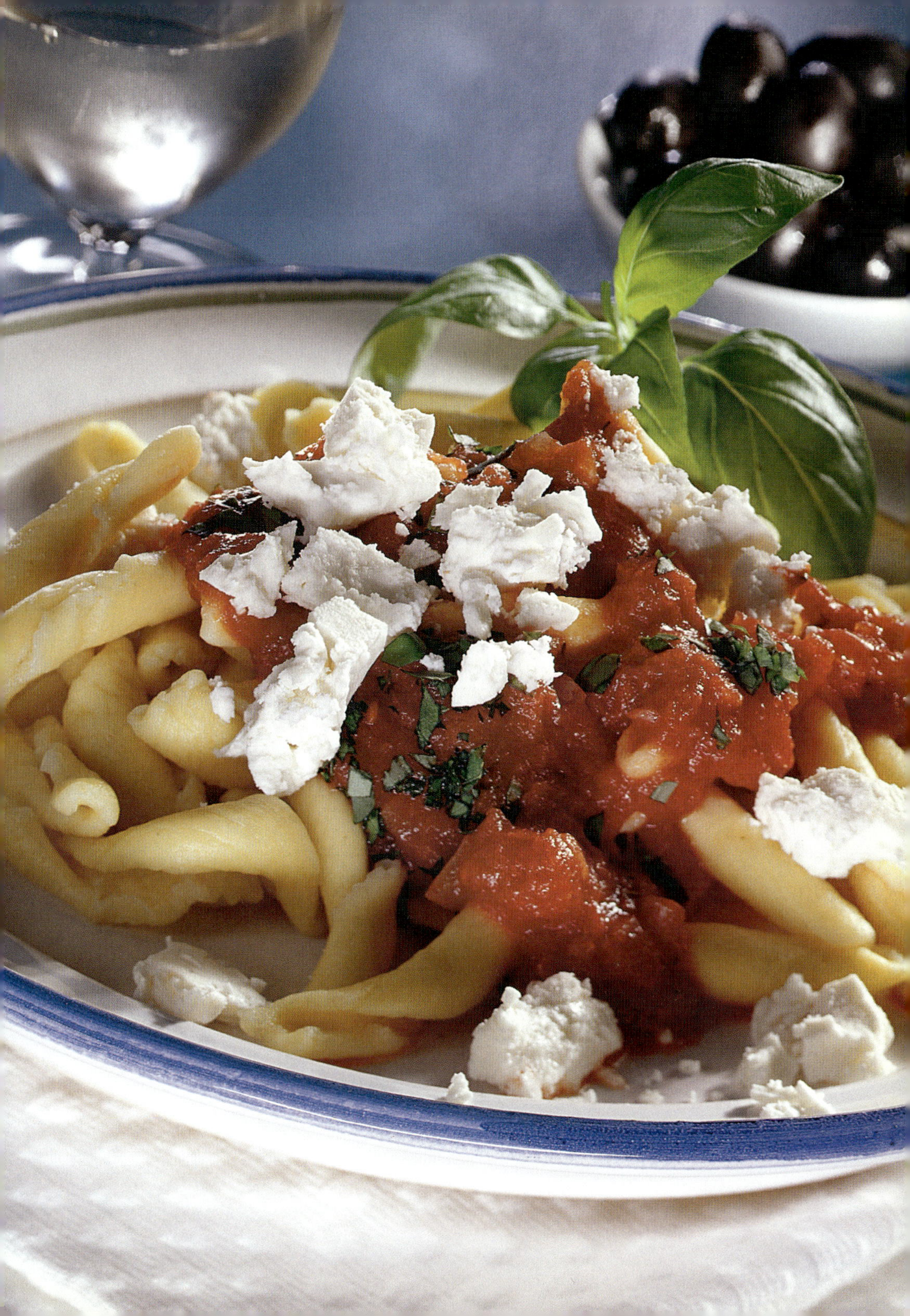

Kohlrabigratin mit Nudeln

Für 4 Portionen
Pro Portion 415 Kalorien · 15 g Eiweiß

Zubereitungszeit 45 Minuten

2 mittelgroße Kohlrabi • 1 Zwiebel • 2 EL Olivenöl
250 g breite Nudeln • Salz • 4 EL fettarme Milch • 2 EL Sahne
2 EL gehackte Petersilie • Pfeffer aus der Mühle • 100 g Gorgonzola

1 Kohlrabi schälen und in dünne Scheiben schneiden. Zwiebel schälen und fein würfeln. Das Öl erhitzen und die Zwiebeln darin bei schwacher Hitze glasig dünsten. Kohlrabi zugeben und bei mittlerer Hitze unter Wenden kräftig anbraten.

2 Den Backofen auf 250 °C (Umluft 220 °C, Gas Stufe 6) vorheizen. Die Nudeln nach Packungsaufschrift in reichlich Salzwasser garen, dabei die Garzeit um 2 Minuten verringern. Abgießen, abtropfen lassen und mit Kohlrabi, Milch, Sahne und Petersilie mischen. Mit Salz und Pfeffer würzen.

3 Alles in eine gefettete Gratinform geben. Den Gorgonzola in kleine Stücke schneiden, das Gratin damit belegen und im heißen Backofen etwa 20 Minuten backen, bis die Oberfläche schön gebräunt ist.

Unsere Tipps

✓ Die Kohlrabischeiben nur anbraten, nicht weich schmoren. So bleiben sie ebenso wie die Nudeln beim Backen bissfest.

✓ Kohlrabiblätter sollen munter machen und die Müdigkeit vertreiben – vielleicht, weil sie reichlich Vitamin C enthalten. Streuen Sie daher die zarten Blättchen wie Kräuter fein gehackt und roh übers fertige Gratin.

✓ Edelpilzkäse mit mindestens 50 Prozent Fett, wie Gorgonzola, Roquefort, Danablu, Bavariablu oder Cambozola ohne Rinde, gibt dem Gratin Kruste und Aroma: Der Käseteig zerläuft, der Schimmel würzt. Wenn Sie aber stark auf Ihr Gewicht achten oder aus gesundheitlichen Gründen sehr fettarm essen müssen, ersetzen Sie den Gorgonzola durch klein gewürfelten Mozzarella.

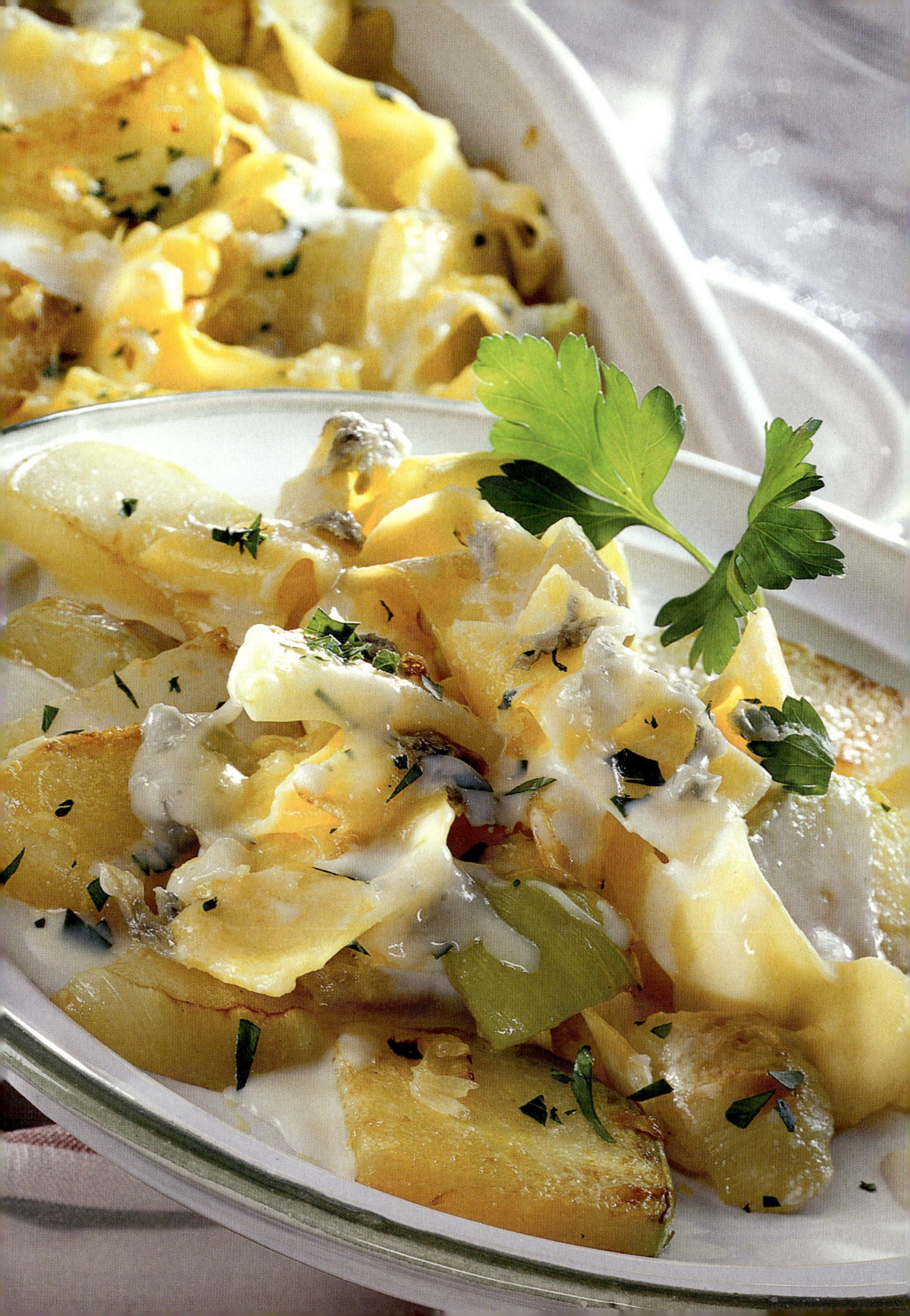

Spagetti mit Artischocken

Für 4 Portionen
Pro Portion 547 Kalorien · 16 g Eiweiß

Zubereitungszeit 45 Minuten

**700 g kleine, spitze Artischocken • 5 Zweige Salbei • 1 Zwiebel
2 Knoblauchzehen • 500 g Tomaten • 4 EL Olivenöl
400 g Spagetti • Salz • 1 Prise Zucker • Cayennepfeffer
Weißer Pfeffer aus der Mühle • 1–2 EL Zitronensaft • 1 EL Butter**

1 Artischocken waschen, alle harten Blätter bis zu den inneren weichen Blättern abziehen. Davon nur die harten Blattspitzen abschneiden. Artischocken längs vierteln und quer in Stücke schneiden.

2 Salbei waschen, trockentupfen, die Blättchen abzupfen und zerkleinern. Zwiebel und Knoblauch schälen und klein würfeln. Tomaten mit kochendem Wasser übergießen, abziehen, würfeln und dabei die Stielansätze entfernen.

3 Das Öl in einer großen Pfanne erhitzen. Salbei, Zwiebeln und Knoblauch darin bei schwacher Hitze leicht bräunen. Artischocken und Tomaten zugeben und bei starker Hitze unter Rühren etwa 2 Minuten schmoren. Zugedeckt bei mittlerer Hitze 10 Minuten garen.

4 Inzwischen die Spagetti in reichlich Salzwasser nach Packungsaufschrift garen, dabei die Kochzeit um 2 Minuten verringern. Nach und nach 2 bis 3 Schöpfkellen Nudelwasser zu den Artischocken geben, jeweils sämig einkochen und die Artischocken gerade eben bissfest garen.

5 Die Spagetti abgießen und abtropfen lassen. Zum Artischockengemüse geben und alles gut mischen. Mit Salz, Zucker, Cayennepfeffer, grobem Pfeffer und Zitronensaft würzen. Die Butter zum Schluss unterrühren.

Unser Tipp

Nudeln grundsätzlich nicht ganz fertig kochen. Pasta »al dente« hat einen niedrigeren glykämischen Index als weiche Nudeln.

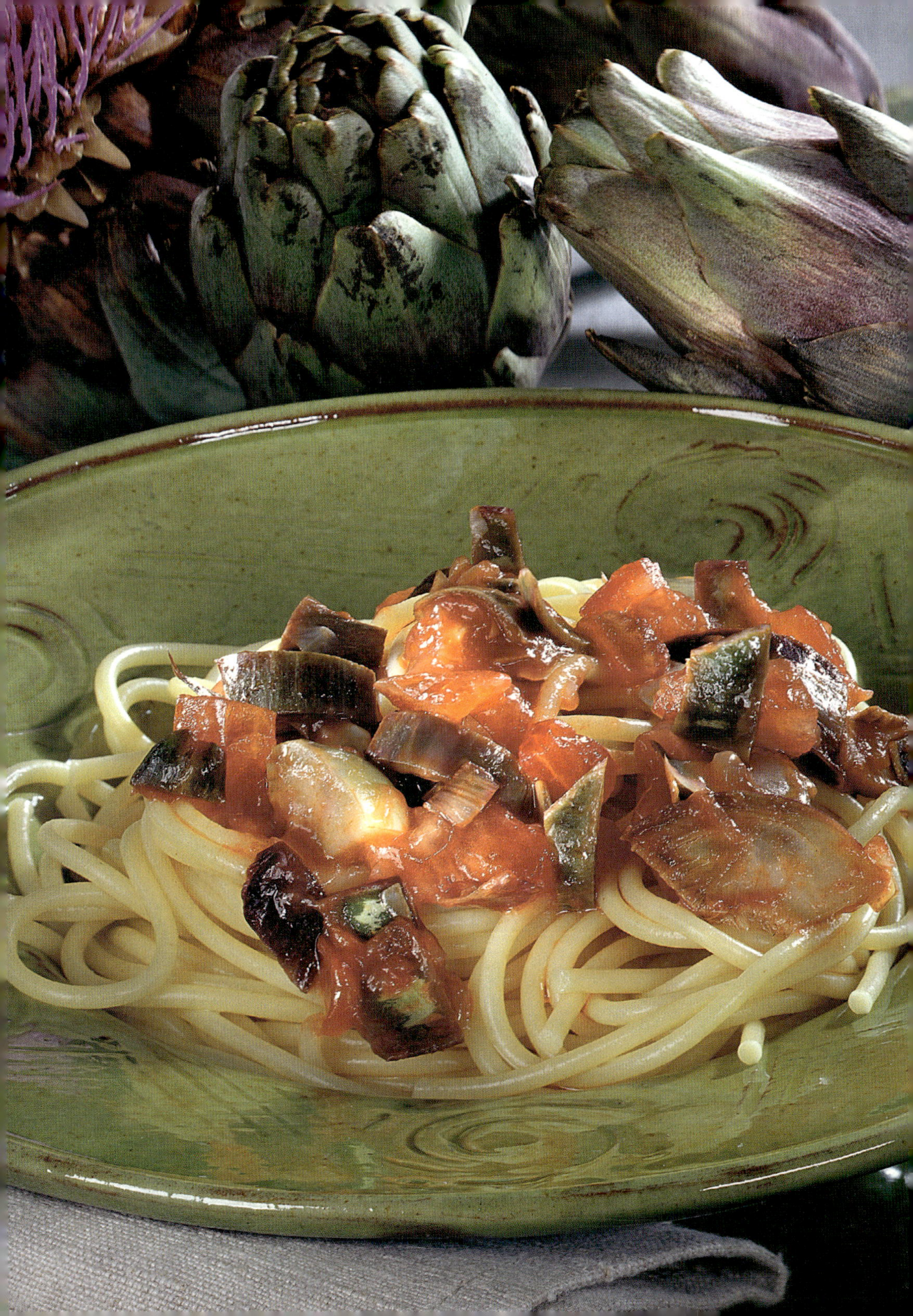

Quinoa mit Käse

Für 4 Portionen
Pro Portion 300 Kalorien · 11 g Eiweiß

Zubereitungszeit 30 Minuten

1 rote Chilischote • 1 Zwiebel • 2 Knoblauchzehen
3–4 Stängel frischer Oregano • 1 EL Öl • 200 g Quinoa
Etwa 1/2 l Brühe • 100 g weicher Ziegen- oder Schafskäse
Salz • 1 EL gehackte Petersilie

1 Die Chilischote halbieren, von den Kernen und Trennwänden befreien und waschen. Zwiebel und Knoblauch schälen. Oregano waschen, trockentupfen und die Blättchen abzupfen. All diese Zutaten fein zerkleinern.

2 Das Öl in einem Topf erhitzen. Chili, Zwiebel, Knoblauch und Oregano darin bei mittlerer Hitze etwa 5 Minuten dünsten. Quinoa und Brühe zugeben, aufkochen und zugedeckt bei schwacher Hitze 15 Minuten garen. Bei Bedarf Brühe nachgießen.

3 Den Käse mit einer Gabel zerdrücken, untermischen und erhitzen. Das Ganze mit Salz abschmecken und mit der Petersilie bestreut anrichten.

Unsere Tipps

✓ Zu diesem Essen aus Peru gibt es Kartoffeln als Beilage.
✓ Als Käse eignen sich Ziger aus der Schweiz, griechischer Manouri, Feta oder spanischer Burgos.
✓ Quinoa wächst in den Anden. Die Pflanzen eignen sich hervorragend für umweltfreundlichen Ackerbau. Sie kommen fast ohne Dünger aus, weil sie Nährstoffe aufnehmen, die andere Pflanzen im Boden hinterlassen.
✓ 100 Gramm gekochtes Quinoa deckt unseren Tagesbedarf an Kupfer, mehr als 70 Prozent des täglichen Solls an Magnesium und etwa 40 Prozent der empfohlenen Tagesration an Eisen. Die durchsichtigen, weißgelben Körnchen enthalten außerdem Saponine, das sind wichtige Bioaktiv-Stoffe, die den Cholesterinspiegel senken und damit die Blutgefäße pflegen. Außerdem liefern sie reichlich B-Vitamine.

Reis mit Gemüse

Für 4 Portionen
Pro Portion 373 Kalorien · 13 g Eiweiß

Zubereitungszeit 45 Minuten

1 rote Paprikaschote • 1 kleine Zucchini • 4 frische Shiitake-Pilze
2 dünne Stangen Lauch • 200 g Blumenkohl • 2 Knoblauchzehen
2 EL Olivenöl • 200 g Parboiled-Langkornreis • 100 g Erbsen (TK)
5 EL Gemüsebrühe • 50 g geriebener Parmesan
1–2 EL gehackte Petersilie • 1 EL Butter • 3 EL Sahne • Salz
Weißer Pfeffer aus der Mühle

1 Das Gemüse putzen, schälen oder waschen und zerkleinern: Paprikaschote und Zucchini in Würfel, die Pilze in Stücke, den Lauch mit den saftigen grünen Blättern in feine Ringe schneiden. Blumenkohl in Röschen teilen.

2 Knoblauch schälen und fein würfeln. 1 Esslöffel Öl erhitzen und den Knoblauch darin glasig dünsten. Reis zugeben und unter Rühren mitbraten, bis die Körner vom Öl überzogen sind. 400 Milliliter Wasser zugießen, den Reis aufkochen und zugedeckt auf der niedrigsten Stufe in 15 bis 20 Minuten bissfest garen.

3 Das restliche Öl in einer Pfanne erhitzen. Zerkleinertes Gemüse und gefrorene Erbsen darin bei schwacher Hitze anbraten. Brühe zugeben, aufkochen und alles zugedeckt bei mittlerer bis schwacher Hitze 5 Minuten garen.

4 Parmesan, Reis, Petersilie, Butter und Sahne zum Gemüse geben, alles locker mischen und mit Salz und Pfeffer würzen.

Unser Tipp

Mit diesem Essen bekommen Sie eine Menge Bioaktiv-Stoffe: Die Ölsäure im Olivenöl hält die Blutgefäße gesund, rote Paprikaschoten liefern etwa dreimal so viel Vitamin C wie frisch gepresster Orangensaft. Shiitake-Pilze senken den Cholesterinspiegel, schwefelhaltige Stoffe im Knoblauch stärken das Immunsystem, und Parmesan versorgt uns mit Kalzium.

Gebratener Tofu mit Bohnenreis

Für 4 Portionen
Pro Portion 320 Kalorien · 12 g Eiweiß

Zubereitungszeit 35 Minuten

Für den Reis: 1 TL Butter • 125 g Langkornreis
100 g grüne Bohnen (TK) • 1/4 l Gemüsebrühe
Für den Tofu: 500 g Tofu • 2 Lauchzwiebeln • 1 Knoblauchzehe
3 EL Öl • 1 TL Speisestärke • 100 ml kalte Gemüsebrühe
Schwarzer Pfeffer aus der Mühle • 2 EL helle Sojasauce

1 Die Butter in einem Topf erhitzen, Reis und gefrorene Bohnen darin anbraten. Brühe zugießen, aufkochen und den Reis zugedeckt in etwa 15 Minuten körnig weich garen.

2 Tofu in mundgerechte Stücke schneiden. Lauchzwiebeln putzen, waschen und mit den zarten grünen Blättern in feine Röllchen schneiden. Knoblauch schälen und zerdrücken.

3 Das Öl in einer Pfanne erhitzen und die Lauchzwiebeln darin bei schwacher Hitze leicht braun anbraten. Tofu und Knoblauch zugeben und mitbraten, bis der Tofu goldbraun ist.

4 Speisestärke mit der Brühe glattrühren, die Mischung zum Tofu geben und aufkochen. Den Tofu mit Pfeffer und Sojasauce kräftig würzen und zum Reis servieren.

Unser Tipp

Mindestens die Hälfte unseres täglichen Proteinbedarfs sollten wir mit Pflanzen decken. Tofu ist dafür ideal: Er ist so reich an Eiweiß wie Fleisch und Fisch, höchst fettarm und frei von Cholesterin. Außerdem liefert er reichlich Kalzium, das wir sonst vor allem mit Milchprodukten bekommen. Wichtig ist die Zubereitung: Tofu muss man marinieren, braten oder schmoren, mit Chili, Knoblauch, Lauchzwiebeln und herzhaften Asiensaucen würzen. Kalt aufs Brot oder gewürfelt über dem Salat schmeckt er überhaupt nicht.

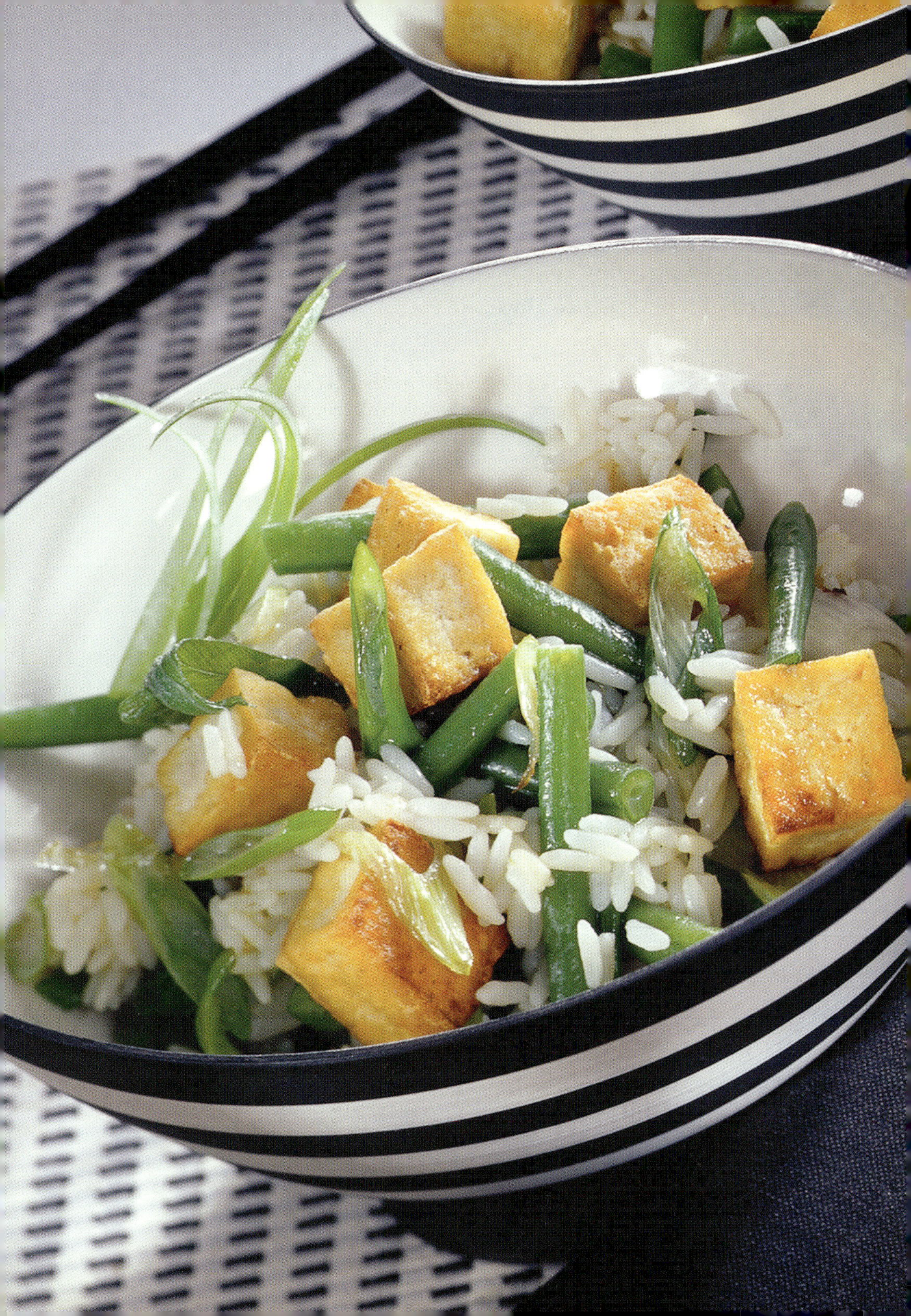

Zucchini mit Pilzen

Für 4 Portionen
Pro Portion 147 Kalorien · 7 g Eiweiß
Zubereitungszeit 45 Minuten

500 g kleine Zucchini • 500 g braune Champignons
2 Bund Schnittlauch • 3 EL Öl • Salz • Pfeffer aus der Mühle
100 ml Gemüsebrühe • 150 g Vollmilchjogurt • 1 TL Speisestärke
1/2 TL abgeriebene unbehandelte Zitronenschale

1 Die Zucchini waschen, abtrocknen, putzen und in knapp fingerdicke Scheiben schneiden. Die Pilze kurz waschen und in grobe Stücke schneiden. Den Schnittlauch waschen, trockentupfen und in feine Röllchen schneiden.

2 Das Öl in einer großen Pfanne erhitzen. Zucchini und Pilze darin bei starker Hitze unter ständigem Rühren bräunen und gerade eben weich braten, das Gemüse soll noch bissfest sein. Mit Salz und Pfeffer würzen, herausnehmen und warm halten.

3 Die Brühe in die Pfanne geben und den Bratfond unter Rühren loskochen. Jogurt mit der Speisestärke verrühren, die Mischung zur Brühe geben und unter weiterem Rühren aufkochen.

4 Schnittlauch und Zitronenschale untermischen, die Sauce mit Salz und Pfeffer würzen und über Zucchini und Pilze geben. Locker mischen und sofort servieren.

Unsere Tipps

✓ Durch die Speisestärke wird die Sauce auch mit Jogurt schön sämig. Wer nicht auf Fett achten muss, kann statt Jogurt selbstverständlich Sahne nehmen: Die Brühe etwas einkochen lassen, dabei 150 Gramm Sahne zugeben und unter Rühren cremig werden lassen.

✓ Servieren Sie zum Gemüse pro Portion 2 Pellkartoffeln oder 50 Gramm Naturreis oder al dente gegarte Nudeln.

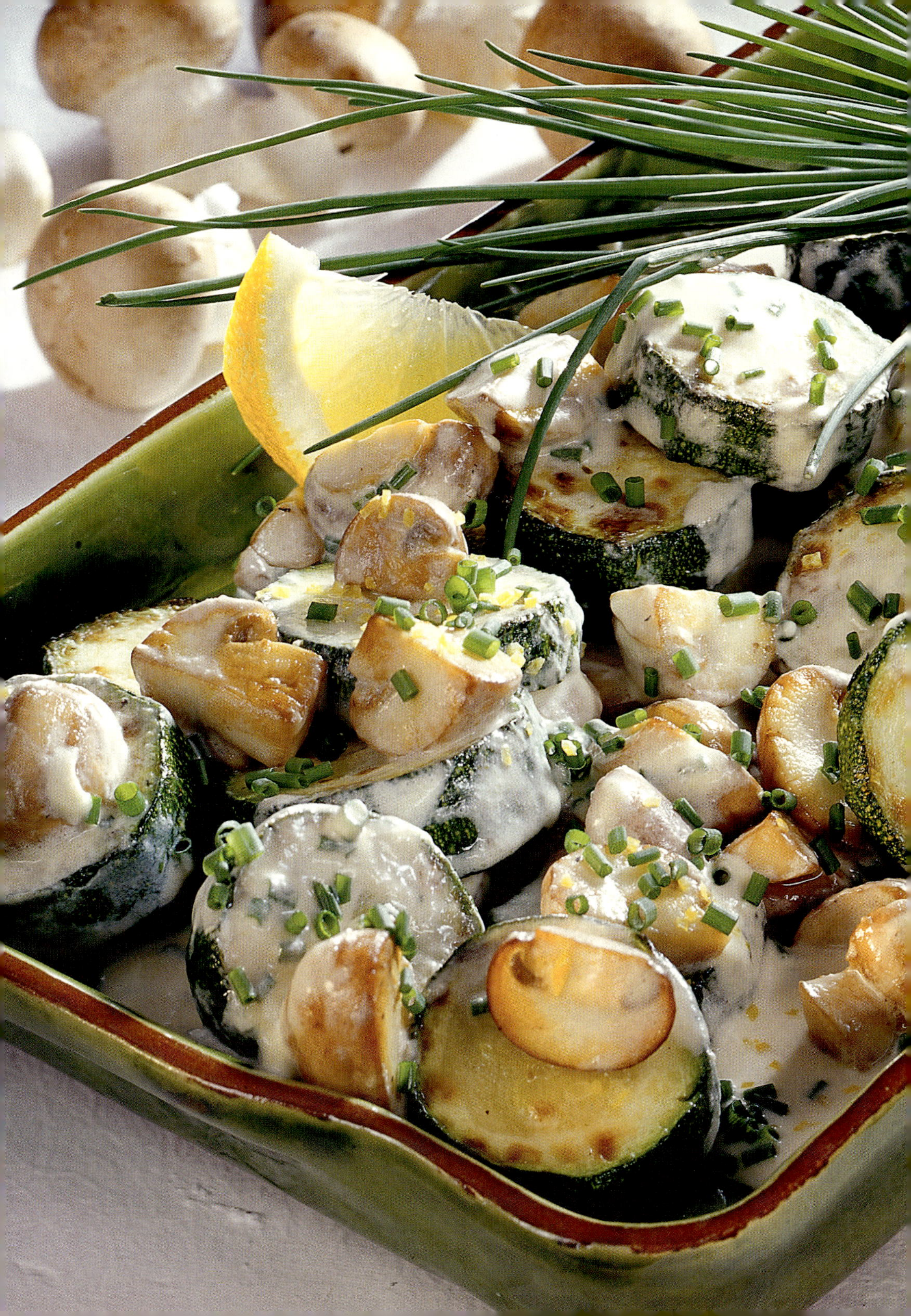

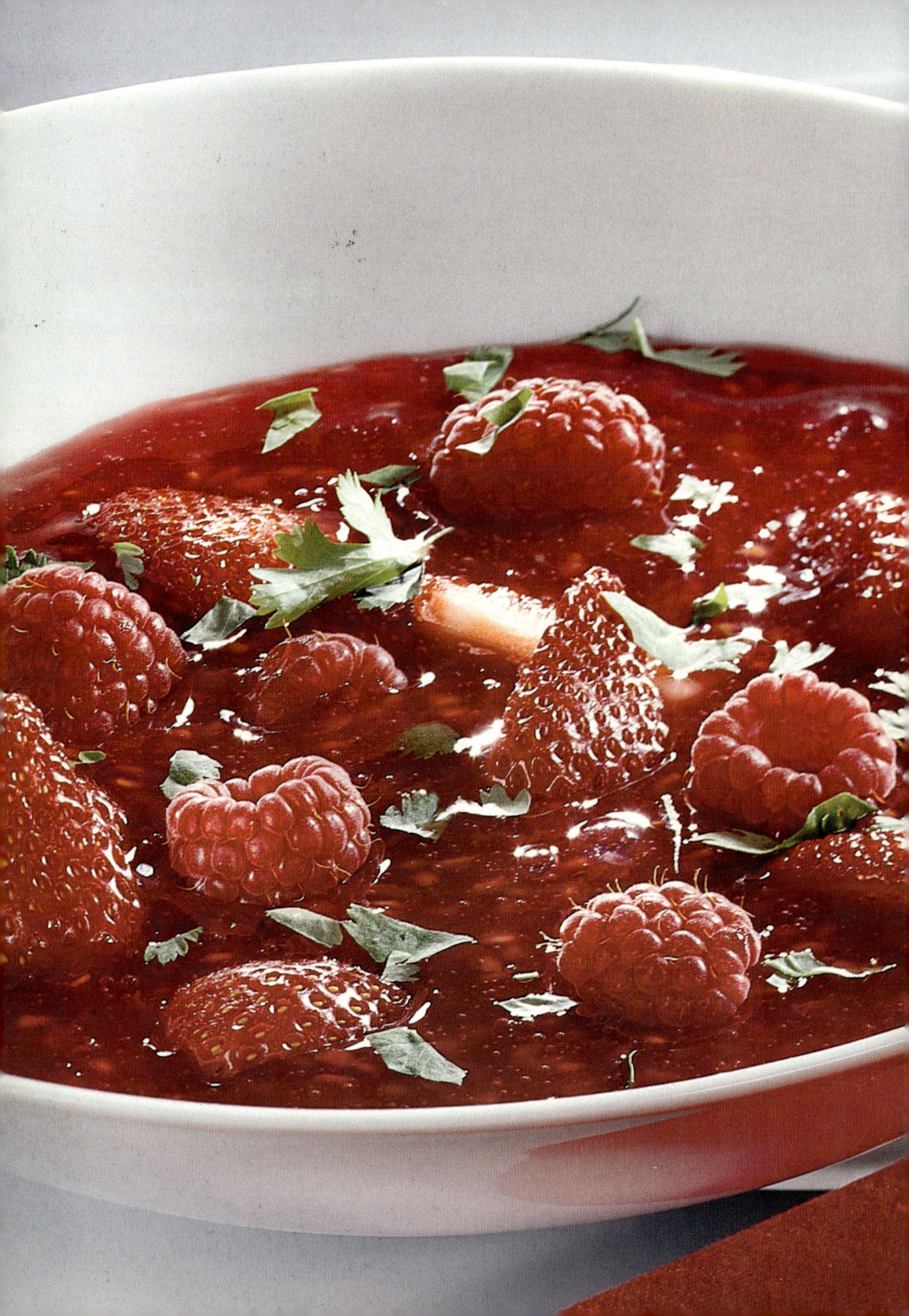

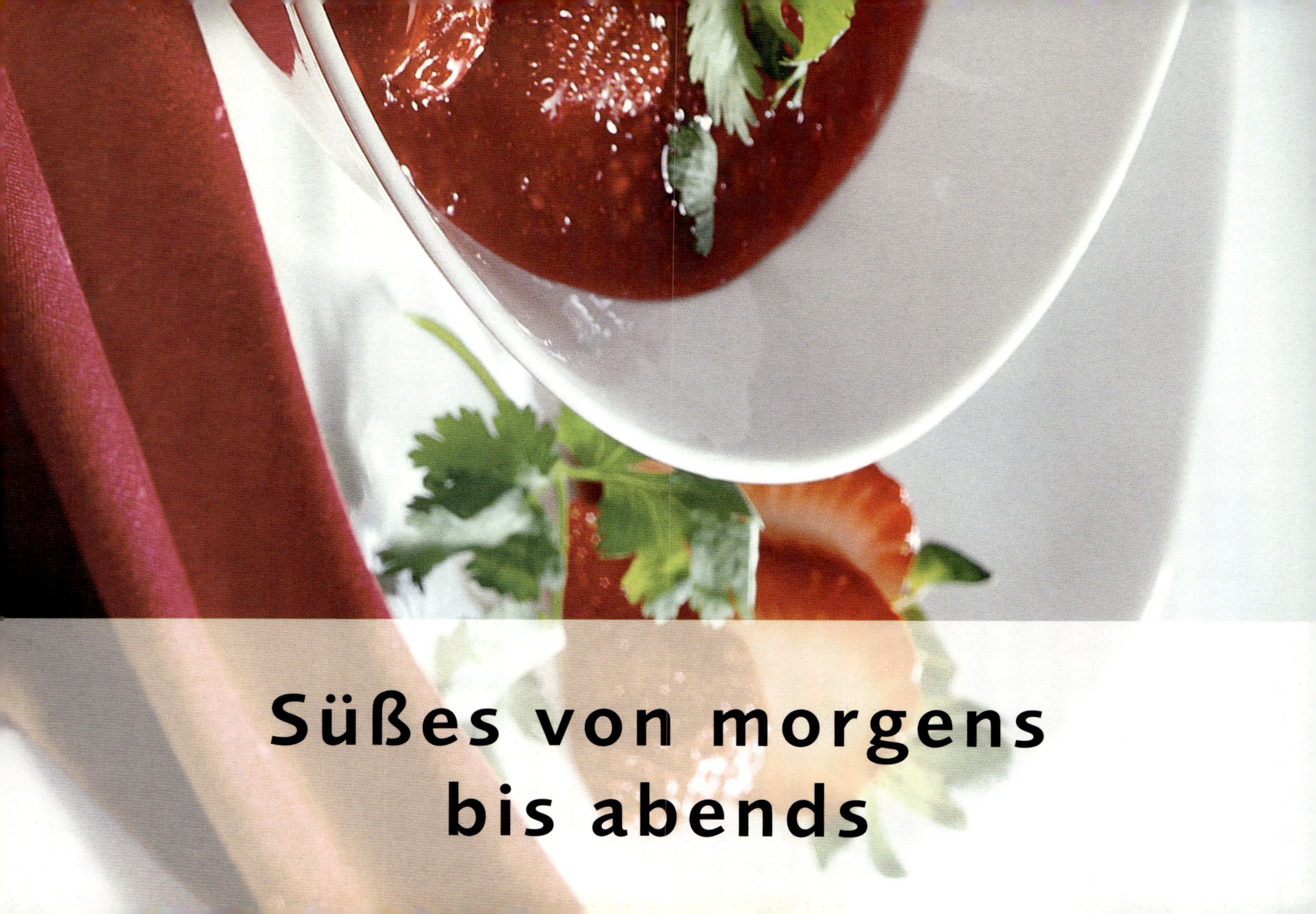

Süßes von morgens bis abends

Beerensuppe mit Koriander

Für 4 Portionen
Pro Portion 172 Kalorien · 3 g Eiweiß

Zubereitungszeit 30 Minuten
Foto ➛ Seite 82/83

500 g frische Himbeeren • 1/2 l ungesüßter Apfelsaft
1 Stück Zitronenschale (unbehandelt) • 1/2 EL Apfelpektin
2 EL Fruchtzucker • 300 g Erdbeeren • 6 Zweige frischer Koriander

1 Die Himbeeren verlesen und waschen. Mit Apfelsaft und Zitronenschale unter Rühren einmal kurz aufkochen. Das Pektin mit dem Fruchtzucker verrühren und untermischen. Noch einmal aufkochen, bis die Suppe bindet.

2 Die Suppe abkühlen lassen. Inzwischen die Erdbeeren waschen, trockentupfen, abzupfen und halbieren oder vierteln.

3 Den Koriander fein schneiden und unter die Himbeersuppe mischen. Die Himbeersuppe auf tiefe Teller verteilen, mit den Erdbeeren dekorieren.

Unsere Tipps

✓ Die Beerensuppe mit Koriander ist eine exotische Variante der klassischen roten Grütze. Probieren Sie auch einmal Erdbeergrütze: 500 Gramm Erdbeeren waschen, abzupfen und halbieren. Mit 1/8 Liter rotem Fruchtsaft in einen Topf geben und zum Kochen bringen. 150 Gramm Vollmilchjogurt mit 2 Esslöffeln Fruchtzucker, 1/2 Teelöffel gemahlener Vanille und 1 Teelöffel Apfelpektin in einem Schälchen verrühren. Zu den Beeren geben und unter Rühren aufkochen. Die Grütze in eine Glasschale füllen und 6 Stunden zugedeckt kühlen.

✓ Die Beeren in Suppe und Grütze nur ganz kurz aufkochen, damit sie nicht matschig werden.

✓ Apfelpektin aus dem Reformhaus nimmt man statt Speisestärke oder Gelierzucker für Grütze oder zum Einkochen. 15 Gramm reichen für stichfeste Konfitüre mit 1 Kilo Obst. Für Desserts dosieren Sie das Pektin nach gewünschter Konsistenz. Besonders einfach zu verarbeiten ist flüssiges Pektin, das man nur unter die Speisen rühren und nicht aufkochen muss.

Gerstenmüsli mit Obst

Für 4 Portionen
Pro Portion 212 Kalorien · 6 g Eiweiß

Zubereitungszeit 25 Minuten

50 g Gerstenflocken • 250 g fettarmer Jogurt
500 g gemischtes, frisches Obst • 1 EL Fruchtzucker
Je 1 große Messerspitze Zimt und gemahlene Vanille • 100 g Sahne
1 EL Ahornsirup oder Honig

1 Die Gerstenflocken mit dem Jogurt verrühren und zugedeckt ziehen lassen, bis die anderen Zutaten vorbereitet sind.

2 Das Obst schälen oder waschen und trockentupfen, große Früchte zerkleinern. Mit Fruchtzucker, Zimt und Vanille mischen und auf Portionstellern verteilen.

3 Die Sahne steif schlagen. Die Gerstenflocken mit Ahornsirup und Sahne mischen und auf dem Obst anrichten.

Unsere Tipps

✓ Ein Frischkornmüsli ist etwas aufwendiger, aber ebenso gesund: 80 Gramm Weizen- oder Dinkelkörner in der Getreidemühle grob schroten, mit 500 Gramm fettarmem Jogurt mischen und zugedeckt im Kühlschrank etwa 6 Stunden quellen lassen. 100 Milliliter Milch erhitzen, aber nicht aufkochen. Mit 2 Esslöffeln Fruchtzucker unter den Schrotbrei mischen. Das vorbereitete Obst und 2 Esslöffel gehackte Nüsse locker untermischen. Eventuell mit Orangensaft abschmecken.

✓ Flocken- und Frischkornmüsli enthalten relativ wenige Kalorien, aber so viele wichtige Nährstoffe wie eine Hauptmahlzeit: Die Kombination von Getreide und Jogurt oder einem anderen Milchprodukt ist eine perfekte Eiweißversorgung, liefert wertvolles Fett und Kalzium. Mit dem frischen Obst bekommt man genügend Vitamine und Kalium. Die rohe Getreidestärke sorgt für niedrigen Glyx, sodass man für eine ganze Weile angenehm satt ist.

Jogurtmousse mit Erdbeersauce

Für 4 Portionen
Pro Portion 247 Kalorien · 6 g Eiweiß

Zubereitungszeit 25 Minuten
Ruhe- u. Kühlzeit 16 Stunden

Für die Mousse: 500 g Vollmilchjogurt • 100 g Schmand
1 EL Fruchtzucker
Für die Sauce: 300 g frische Erdbeeren • 1/4 l Kirschsaft
1/2 EL Apfelpektin • 2 EL Agavendicksaft • 3 Blätter frische Minze
Außerdem: 1–2 TL abgeriebene unbehandelte Limettenschale

1 Jogurt und Schmand mit dem Fruchtzucker glatt rühren. Ein großes Sieb mit einem Mulltuch auslegen und die Jogurtmischung darin über Nacht abtropfen lassen.

2 Die Erdbeeren waschen, putzen und mit einer Gabel möglichst fein zerdrücken. In einem Topf mit Kirschsaft und Pektin mischen, unter Rühren einmal kurz aufkochen und abkühlen lassen. Agavensirup unterrühren und zugedeckt etwa 4 Stunden kühlen.

3 Die Minzeblättchen sehr fein zerkleinern und unter die Erdbeersauce mischen. Die Sauce auf Portionstellern verteilen. Aus dem Jogurt mit zwei Esslöffeln Klößchen formen und auf der Sauce anrichten. Das Dessert mit Limettenschale bestreut servieren.

Unser Tipp

Agavendicksaft (Agavensirup), der bei uns in Naturkostläden und Reformhäusern verkauft wird, enthält keinerlei Zusätze wie z. B. Konservierungsstoffe oder Geschmacksverstärker. Der Gehalt an Fruktose (➛ Tipp Seite 90) ist bei Agavendicksaft sehr hoch und macht mehr als 90 Prozent der Kohlenhydrate aus. Deshalb weist der Saft einen niedrigen Glyx auf. Außerdem können Sie Kalorien sparen, denn 100 Gramm Agavendicksaft süßen etwa so stark wie 125 Gramm weißer Zucker, liefern aber fast 200 Kalorien weniger. Allerdings hat er einen gewissen Eigengeschmack – experimentieren Sie mit der Dosierung.

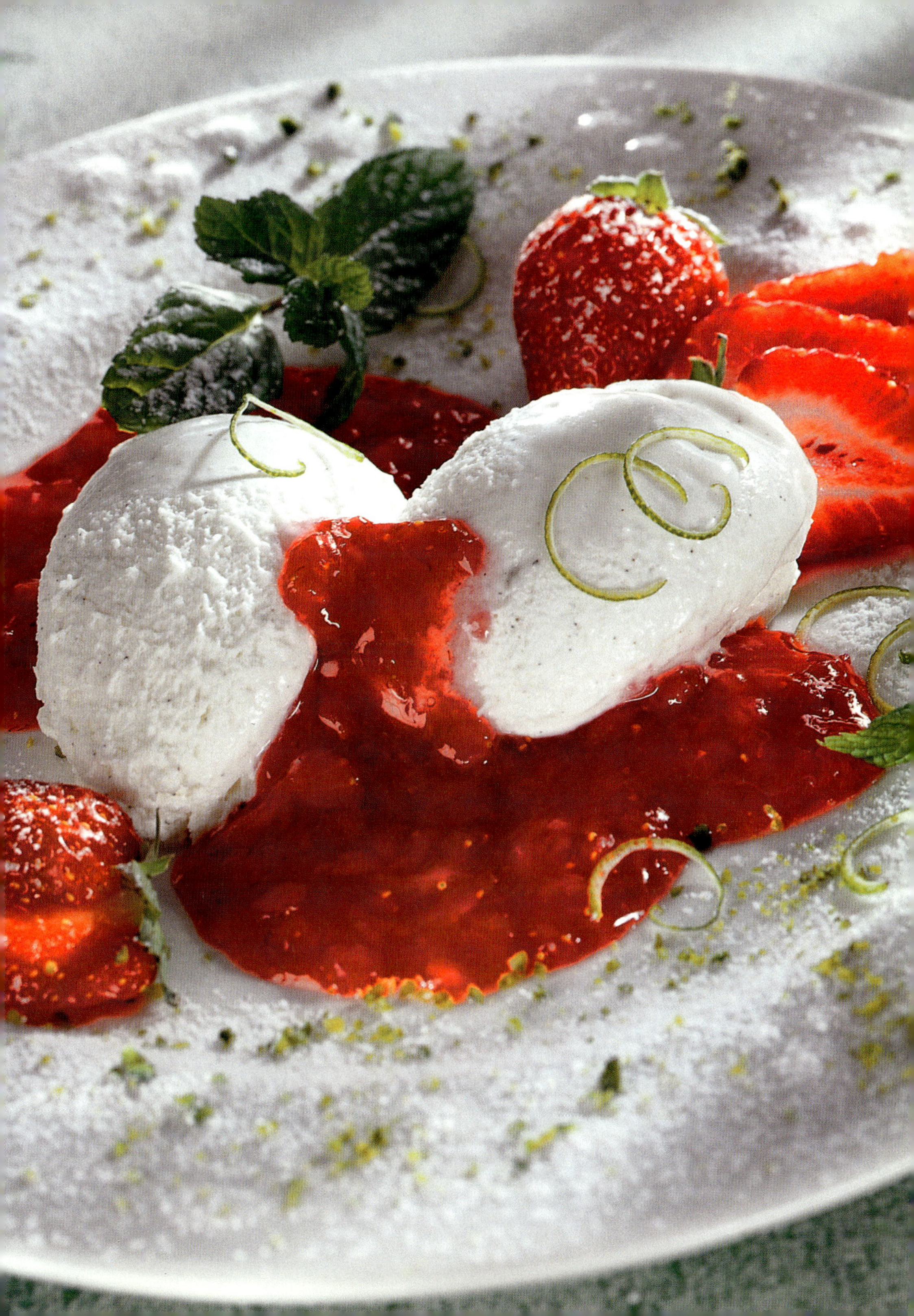

Süßes Getreide mit Obst

Für 4 Portionen
Pro Portion 262 Kalorien · 17 g Eiweiß

Zubereitungszeit 45 Minuten
Kühlzeit 2 Stunden

1 Kochbeutel Weizenkörner (➛ Tipp Seite 69) • 6 EL Orangensaft
2 getrocknete Soft-Aprikosen • 250 g ungesalzener Ricotta
2 EL Fruchtzucker • 2 TL abgeriebene unbehandelte Zitronenschale
1 EL Zitronensaft • 3 Pfirsiche • 1 Orange

1 Die Weizenkörner nach Packungsaufschrift garen. Dann aus dem Kochbeutel in eine Schüssel geben, mit 2 Esslöffeln Orangensaft mischen und abkühlen lassen.

2 Die Soft-Aprikosen ganz fein zerkleinern und mit dem Ricotta mischen. Fruchtzucker, Zitronenschale, Zitronensaft und den restlichen Orangensaft zufügen und alles kräftig durchrühren.

3 Die Pfirsiche mit kochendem Wasser überbrühen, abziehen, halbieren, entsteinen und in kleine Stücke schneiden. Die Orange so dick abschälen, dass auch die weiße Haut entfernt wird. Fruchtfleisch in kleine Würfel schneiden.

4 Den Weizen locker mit Ricottacreme, Pfirsichen und Orange vermischen und zugedeckt 2 Stunden kühlen. In Portionsschälchen anrichten.

Unsere Tipps

✓ Das ungewöhnliche Dessert mit Körnern und Käsecreme stammt aus Sizilien, wo man es stärker süßt, mit Zitronat, Orangeat und geriebener Schokolade mischt. Mit frischem Obst wie hier bleibt der glykämische Index niedriger.

✓ Statt Fruchtzucker kann man Agavensirup (➛ Tipp Seite 86) verwenden.

✓ Sie können die Orange auch ersetzen. Wichtig ist die Kombination von süßem und säuerlichem Obst – zum Beispiel Erdbeeren und Rhabarberkompott, Pfirsiche und Sauerkirschen.

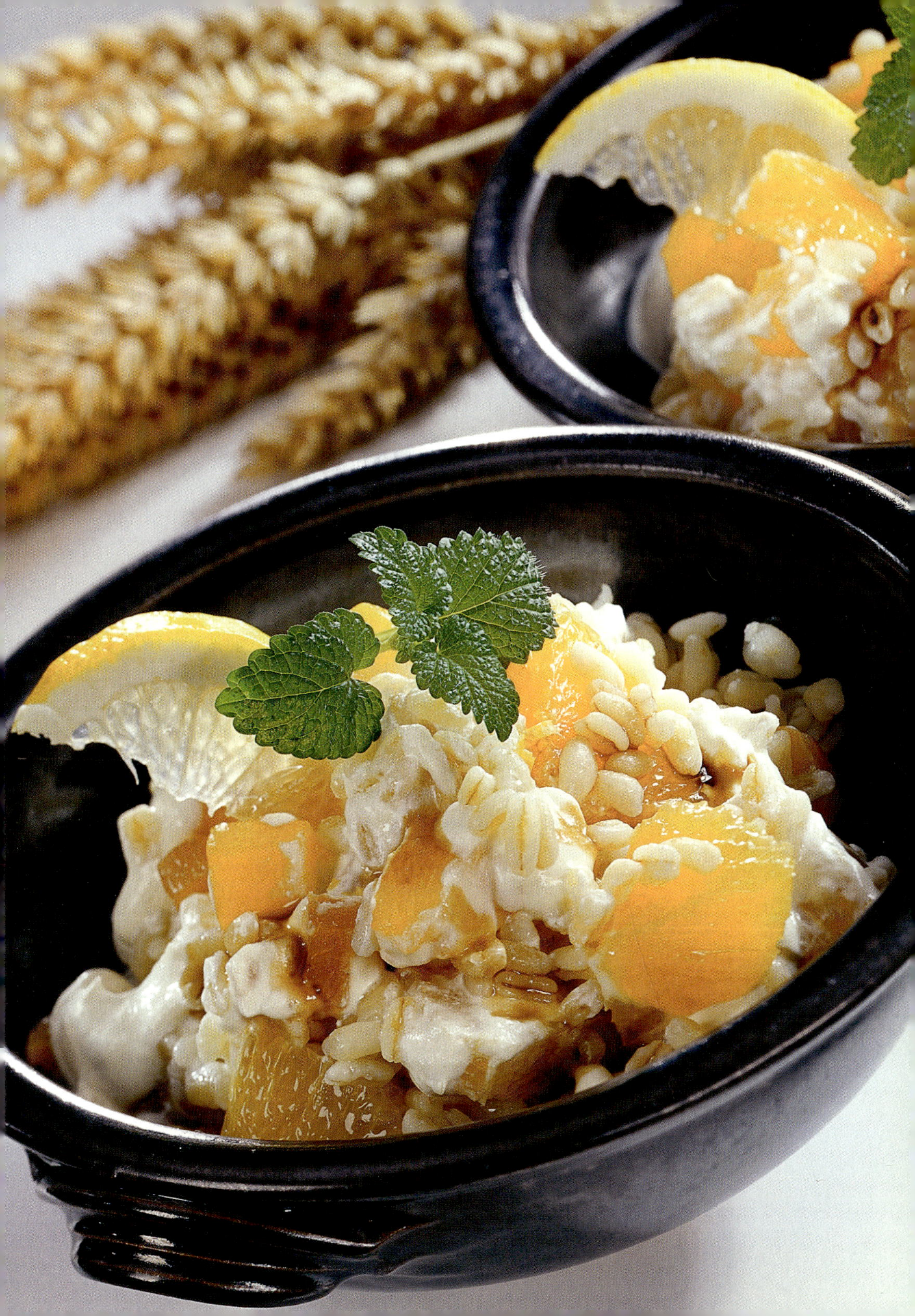

Zwetschgen mit Zimtcreme

Für 4 Portionen
Pro Portion 410 Kalorien · 11 g Eiweiß

Zubereitungszeit 30 Minuten
Kühlzeit 30 Minuten

50 g altbackenes Vollkornbrot • 1 EL Butter
1 EL gemahlene Mandeln • 2 1/2 EL Fruchtzucker • 1/4 l Milch
1 Prise Salz • 1 TL Zitronenschale (unbehandelt)
1 große Msp. Zimt • 1 TL gemahlene Vanille • 2 Eier
2 EL Dinkelvollkornmehl • 100 g Sahne • 500 g reife Zwetschgen
1 EL ungesalzene Pistazienkerne

1 Das Brot fein reiben. Butter erhitzen, darin das Brot mit Mandeln und 1 Teelöffel Fruchtzucker unter Rühren rösten. Abkühlen lassen.

2 Milch mit 1 Esslöffel Fruchtzucker, Salz, Zitronenschale, Zimt und Vanille bis knapp unter den Siedepunkt erhitzen und heiß halten.

3 Eier trennen, Eigelbe mit dem restlichen Zucker in einem Topf zu einer schaumigen Creme aufschlagen. Das Mehl untermischen. Die heiße gewürzte Milch unter ständigem Weiterschlagen zugießen und aufkochen, bis sie dick wie Pudding ist. Unter häufigem Rühren abkühlen lassen.

4 Eiweiß und Sahne getrennt steif schlagen und unter die Eigelbcreme ziehen. Die Zwetschgen waschen, trockentupfen, halbieren, entsteinen und in kleine Stücke schneiden. Schichtweise mit der Brotmischung und der Zimtcreme in eine Schüssel füllen und 30 Minuten kühlen. Pistazien hacken und vor dem Servieren die Creme damit bestreuen.

Unser Tipp

Fruchtzucker (Fruktose) gehört mit frischem Gemüse und mit Sojaprodukten wie Tofu zu den Lebensmitteln mit dem niedrigsten glykämischen Index. Deshalb nimmt man ihn in unseren Glücksrezepten statt normalem Haushaltszucker zum Süßen. Doch Achtung! Auch Fruktose fördert die Insulinproduktion und lässt die Blutzuckerwerte ansteigen.

Aprikosenauflauf mit Vanille

Für 4 Portionen **Zubereitungszeit 1 Stunde 10 Minuten**
Pro Portion 414 Kalorien · 13 g Eiweiß

500 g Aprikosen • Fett für die Form • 3 EL Fruchtzucker
1/4 TL Zimt • 60 g weiche Jogurt-Butter • 2 Eier
1 TL abgeriebene unbehandelte Zitronenschale • 1 TL Zitronensaft
1 TL Vanillezucker • 100 g Weizen- oder Dinkelvollkornmehl
1 Msp. Weinstein-Backpulver • 1/8 l Sojadrink mit Vanille

1 Den Backofen auf 180 °C (Umluft 160 °C, Gas Stufe 2) vorheizen. Die Aprikosen mit kochendem Wasser überbrühen, abziehen, halbieren und entsteinen. In eine gefettete Auflaufform legen und mit 1 Esslöffel Fruchtzucker und dem Zimt bestreuen.

2 Den restlichen Fruchtzucker mit der Jogurt-Butter schaumig rühren. Die Eier trennen. Eigelbe und Zitronenschale unter die Buttermasse rühren. Eiweiß mit Zitronensaft und Vanillezucker steif schlagen.

3 Mehl mit Backpulver mischen und unter die Eigelbmasse rühren, dann den Sojadrink und zum Schluss den Eischnee unterrühren. Den Teig auf die Aprikosen geben und glatt streichen. Den Auflauf etwa 30 Minuten backen, bis die Oberfläche schön gebräunt ist.

Unsere Tipps

✓ Jogurt-Butter aus dem Kühlregal des Supermarkts enthält fast 16 Prozent weniger Fett als normale Butter. Sie lässt sich auch direkt aus dem Kühlschrank schön cremig rühren – ideal für Auflauf und Kuchen.

✓ Wer Eier einsparen will, nimmt vollfettes Sojamehl aus dem Reformhaus oder Naturkostladen. Das goldgelbe Mehl aus Sojabohnen enthält etwa 40 Prozent Eiweiß und 20 Prozent Fett. In Auflauf, Kuchen und anderem Gebäck mischen Sie pro Ei etwa 25 Gramm Sojamehl unter das Mehl und geben noch 50 Milliliter Wasser zu. Bei diesem Rezept wären das also 50 Gramm Sojamehl und 100 Milliliter Wasser.

Apfelrauten mit Schokolade

Für 20 Stück **Zubereitungszeit 1 Stunde 10 Minuten**
Pro Stück 153 Kalorien · 3 g Eiweiß

1 kleine unbehandelte Orange • 2 Äpfel (300 g)
50 g Bitterschokolade • 120 g weiche Butter oder Pflanzenmargarine
3 EL Fruchtzucker • 1 TL Vanillepulver • 3 Eier
150 g ungesüßtes Apfelmus • 1/8 l Milch • 200 g Weizenvollkornmehl
100 g Vollkorn-Haferflocken • 75 g gemahlene Mandeln
1 TL Lebkuchengewürz • 3 TL Weinstein-Backpulver (➛ Tipp Seite 23)

1 Die Orange waschen und abtrocknen, die Schale abreiben, den Saft auspressen. Die Äpfel waschen, schälen, vom Kerngehäuse befreien und grob raspeln. Mit der halben Menge Orangensaft und der Orangenschale in einer Schüssel mischen. Die Schokolade reiben.

2 Den Backofen auf 200 °C (Umluft 180 °C, Gas Stufe 3) vorheizen. 100 Gramm Butter oder Margarine mit Fruchtzucker und Vanille schaumig rühren. Zuerst die Eier, dann das Apfelmus und die Milch unterrühren. Mehl, Haferflocken, Mandeln, Lebkuchengewürz und Backpulver mischen und unterrühren. Zum Schluss Äpfel und Schokolade untermischen.

3 Den Teig auf ein mit Backpapier belegtes Blech streichen. Etwa 40 Minuten backen, bis die Oberfläche schön gebräunt ist.

4 Aus dem Ofen nehmen und auf dem Blech etwa 15 Minuten ruhen lassen. Inzwischen den restlichen Orangensaft mit dem restlichen Fett verrühren. Die Kuchenplatte damit bestreichen, dann in Rauten schneiden. Die Stücke auf einem Kuchengitter ganz abkühlen lassen.

Unsere Tipps

✓ Die Rauten sind eine fettarme Zwischenmahlzeit, dazu passt Jogurt.
✓ Das Apfelmus macht die Rauten wunderbar saftig und ersetzt etwa 100 Gramm Backfett, das Sie sonst für den Teig brauchen würden.

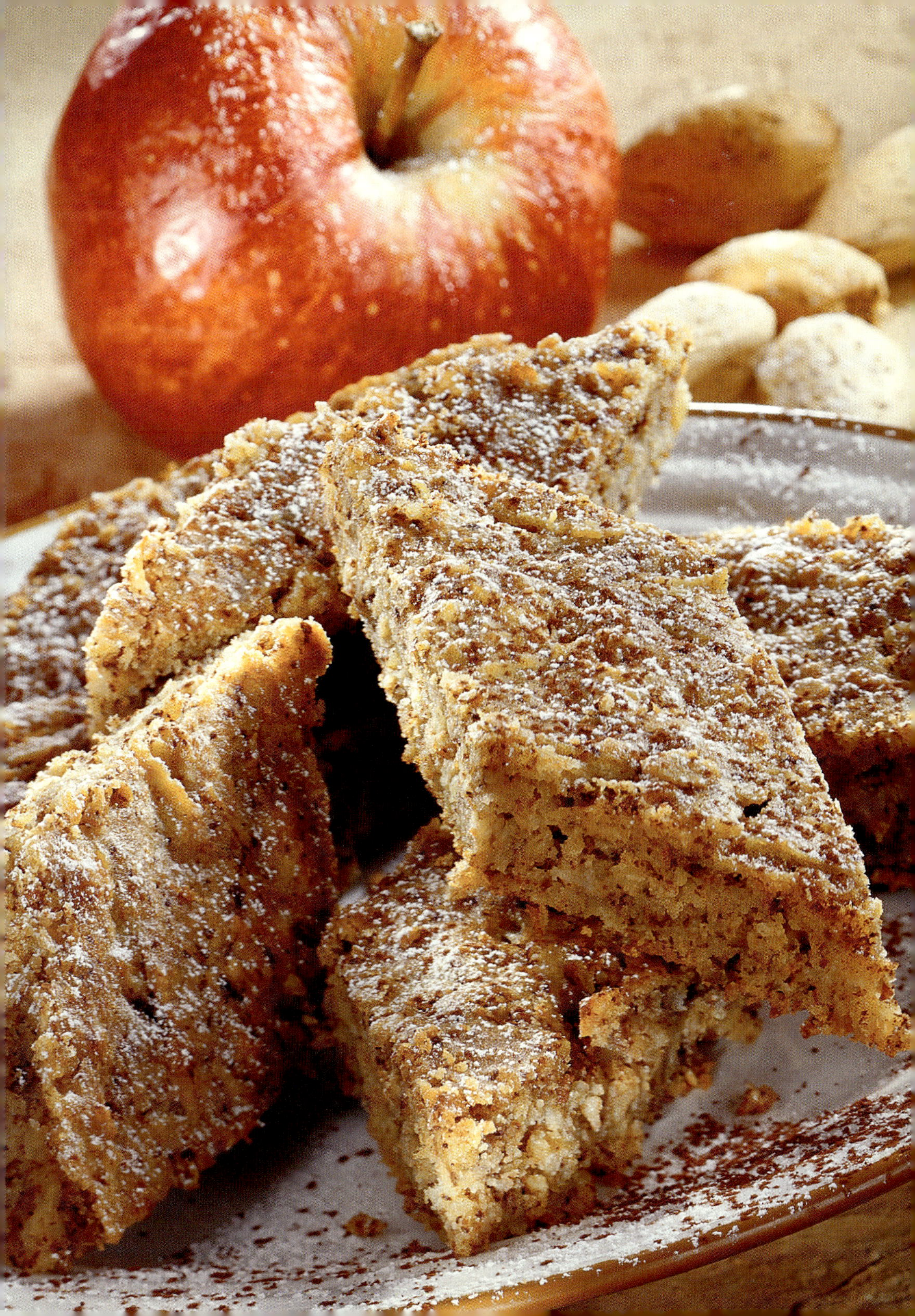

Über dieses Buch

Die Autorin

Dr. Barbara Rias-Bucher, Mitglied des Food Editors Club, arbeitet seit über 20 Jahren für renommierte Verlage. International bekannt wurde sie durch ihre mehrfach ausgezeichneten Bücher zu vegetarischer und vollwertiger Ernährung. Die Auflage ihrer etwa 150 Bücher liegt bei 2,5 Millionen. Barbara Rias-Bucher zählt zu den wichtigsten deutschen Autoren für Koch- und kulinarische Sachbücher. Sie gilt als Expertin für alternative Ernährungsformen, die auch Feinschmecker mögen.

Der Fotograf

Karl Newedel, Münchner Fotodesigner, sammelte nach seiner Ausbildung zum Koch nationale wie internationale Erfahrungen in großen Häusern, bevor er sich 1982 als Food-Stylist einen Namen machte. Seit 1996 agiert er selbst hinter der Kamera und gibt zahlreichen Büchern ein unverwechselbares Gesicht.

... und noch ein Hinweis in eigener Sache

Unsere Rezepte werden von erfahrenen Fachautoren kreiert und erprobt. Wir freuen uns jedoch über Anregungen, Tipps oder Kritik und helfen bei Fragen gern weiter. Bitte wenden Sie sich an:

Weltbild Buchverlag
Steinerne Furt 67
86167 Augsburg
oder schicken Sie uns eine E-Mail an:
Gabriele.Beck@weltbild.com

Haftungsausschluss

Die Inhalte dieses Buches sind sorgfältig recherchiert und erarbeitet worden. Dennoch kann weder die Autorin noch der Verlag für die Angaben in diesem Buch eine Haftung übernehmen.

Bildnachweis

Alle Fotos: Karl Newedel, München, außer Seite 25 und 33 (Ulrike Schmid, Alling), Seite 43 (Helga Florian, Weiden) und Seite 96 (Photodisc)

Impressum

Weltbild Buchverlag
– Originalausgaben –

Projektleitung: Gerald Fiebig
Redaktion: Annette Gillich
Testküche: Sabine Haberbosch, Dachau
Umschlag: X-Design, München
Titelfoto: Karl Newedel, München
Innenlaylout: X-Design, München
Satz: Lydia Koch, Augsburg
Reproduktion: Point-of-Media GmbH, Augsburg
Druck und Bindung: TYPOS-Digital Print,
spol. s r. o., Kovarska 328/7, CZ-305 26 Pilsen

Printed in the Czech Republic

Gedruckt auf chlorfrei gebleichtem Papier

ISBN 3-89897-140-6

Von A bis Z

SACHREGISTER

REZEPTE

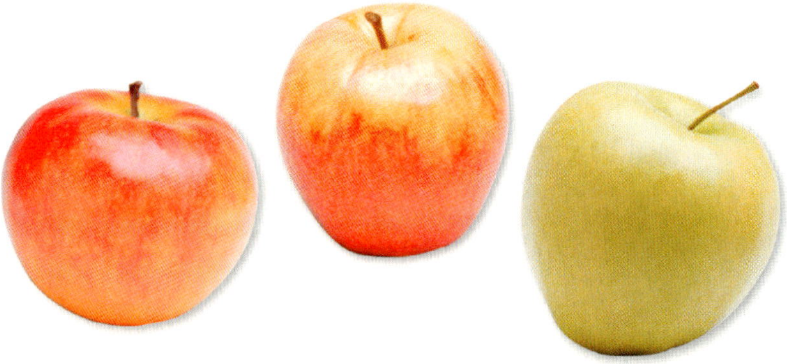